华夏养生康复操 系列丛书

脏腑养生康复操

林美珍　丁美祝　主编

中国中医药出版社

·北 京·

图书在版编目（CIP）数据

脏腑养生康复操 / 林美珍，丁美祝主编 .—北京：中国中医药出版社，2017.12
（华夏养生康复操系列丛书）
ISBN 978 - 7 - 5132 - 4573 - 9

Ⅰ . ①脏…　Ⅱ . ①林…　②丁…　Ⅲ . ①脏腑—保健操—基本知识　Ⅳ . ① R161.1

中国版本图书馆 CIP 数据核字（2017）第 267668 号

中国中医药出版社出版

北京市朝阳区北三环东路 28 号易亨大厦 16 层
邮政编码　100013
传真　010-64405750
山东润声印务有限公司印刷
各地新华书店经销

开本 850 × 1168　1/16　印张 7　字数 76 千字
2017 年 12 月第 1 版　2017 年 12 月第 1 次印刷
书号　ISBN 978 - 7 - 5132 - 4573 - 9

定价　45.00 元
网址　www.cptcm.com

社 长 热 线　010-64405720
购 书 热 线　010-89535836
维 权 打 假　010-64405753

微信服务号　zgzyycbs
微商城网址　https://kdt.im/LIdUGr
官 方 微 博　http://e.weibo.com/cptcm
天猫旗舰店网址　https://zgzyycbs.tmall.com

如有印装质量问题请与本社出版部联系（010-64405510）

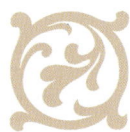

中国传统养生学是祖国医学伟大宝库中的一份灿烂瑰宝，在促进人类健康事业的发展中，不管过去、现在，还是将来，都显示出它重要的价值和巨大的优越性。

养生，即养生保命，又称摄生、道生、卫生、保生、养性等，指利用多种方法调养形神，以祛病强身，防病避害，延年益寿。养生是中医学的特色之一，两千多年前古人已记载预防疾病和保健（治未病）的重要性，这也是中医学中预防医学思想的精髓所在。如《素问·四气调神大论》中提出："是故圣人不治已病治未病，不治已乱治未乱，此之谓也。夫病已成而后药之，乱已成而后治之，譬犹渴而穿井，斗而铸锥，不亦晚乎。"在《素问·上古天真论》《素问·四气调神大论》中提出了养生的基本原则和方法："其知道者，法于阴阳，和于术数，食饮有节，起居有常，不妄作劳。""虚邪贼风，避之有时；恬惔虚无，真气从之；精神内守，病安从来。""春夏养阳，秋冬养阴。"现代医学也越来越强调预防的重要性，如"一级预防"概念的提出和其临床指导作用，而这正与中医学中"治未病"的思想不谋而合。

中医康复方法古称将息法、善后法、调摄法，或称调理、调治、调养等，除针灸、按摩、气功、中药、食疗，以及药物外治的熏、洗、烫、浴、敷、贴、搽等疗法外，尚有属于物理治疗范围的热疗、冷疗、光疗、声疗、泥疗、砂疗、磁疗、水疗等；属于精神情志治疗范围的以情制情法，文娱、音乐、舞蹈疗法等；属于作业疗法范围的弹琴、书写、绘画等；属于体育疗法的五禽戏、八段锦、太极拳、武术、跑步等。这些理念和方法，为中华民族的繁荣昌盛作出了无可替代的杰出贡献。从广义来看，中医养生学包含了预防养生与疾病养生两方面的内容，后者又具有了现代康复医学的康复宗旨，就是让残疾者、老年病者、慢性病者更好地回归社会。但"未病先防、既病防变、病后防复"却始终是其学术思想的核心。这与现代医学中康复预防的"三级分层预防"思想不谋而合。

中共中央、国务院关于《"健康中国2030"规划纲要》明确指出，健康是促进人的全面发展的必然要求，是经济社会发展的基础条件。实现国民健康长寿，是国家富强、民族振兴的重要标志，也是全国各族人民的共同愿望。《纲要》中提出要充分发挥中医药独特优势，大力发展中医非药物疗法，使其在常见病、多发病和慢性病防治中发挥独特作用；发展中医特色康复服务；实施中医治未病健康工程，将中医药优势与健康管理结合；开展中医中药中国行活动，大力传播中医药知识和易于掌握的养生保健技术方法。《中医药发展战略规划纲要（2016—2030年）》则明确提出要大力发展中医养生保健服务，加快中医养生保健服务体系建设，研究制定促进中医养生保健服务发展的政策措施，提升中医养生保健服务能力，推广融入中医治未病理念的健康工作和生活方式。

我院广大医护工作者秉承充分发挥中医特色与优势，当为人民群众健康守护者的宗旨，在服务患者的实践中，努力发掘整理古籍中有关养生康复的文献资源，吸收古代养生康复文化精华，创作出六套养生康复效果明显且易于练习的康复保健操（功法），名《华夏养生康复操系列丛书》，分《醒脑养生康复操》《脏腑养生康复操》《调神养心康复操》《女性养生康复操》《筋骨养生康复操》《传统养生康复操》六个专辑。《华夏养生康复操系列丛书》图文并茂，通俗易懂，既可用于疾病时的辅助康复，又可用于日常的养生保健。本套丛书的出版，希望能为《"健康中国2030"规划纲要》《中医药发展战略规划纲要（2016—2030年）》的早日实现，为国民健康长寿贡献绵薄之力。

故乐为之序。

广东省中医院

吕玉波

2017年7月

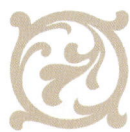

目 录

✿ 肺功能训练操（呼吸操）

一、简介

中医理论认为"肺主气，肺气旺，则四脏之气皆旺，精自生而形自盛"[1]，"肺者，气之本，魄之处也，其华在毛，其充在皮"[2]，"肺藏魄，属金，总摄一身元气"[3]，"脉气流经，经气归于肺，肺朝百脉，输精于皮毛，毛脉合精，行气于腑"[4]。呼吸操通过改善呼吸运动方式，增强膈肌、腹肌的活动，呼气时配合缩唇呼吸，使呼气延长，增加呼吸量，促进肺部残气排出，改善通气功能，有效地促进血液循环及组织换气，促进痰液排出，减轻呼吸困难，增强呼吸肌的肌力和耐力，调节人体五脏六腑，达到强身健体之目的。[5]

二、养生功效

1. 维持人体气血运行：心肺同居上焦。心主血而肺主气，心主行血而肺主呼吸，这是心、肺最基本的生理功能。因此，心与肺在生理、病理上的联系，也主要表现为气和血的相互为用，以及血液循环和呼吸运动之间的协调关系。心主血脉，血液运行必须依赖心气的推动。《难经·四难》明言"呼出心与肺"，说明呼吸除与肺主气有关外，也与心主血的功能密切相关，是心肺联合功能的体现。因此，心肺功能正常是人体气血正常运行的根本保证。肺主一身之气，心主一身之血，呼吸操加强了血液运行与呼吸吐纳之间的协调与平衡。心脉通畅，血行流畅。气血的正常运行，维持着机体各脏腑组织的新陈代谢。

2. 纳肾固本，改善气喘：肺属金，肾属水，金生水，肺为肾之母，肾为肺之子，"肾上贯膈，入肺中"，故肺肾关系密切。其主要表现在呼吸吐纳、水液代谢及肺肾阴液相互资生三个方面。《难经》云"呼出心与肺"，"吸入肾与肝"。司呼吸者，主要在肺肾，所以"肺出气为呼，肾纳气为吸，一呼一吸，即呼吸也"。《类证治裁·喘证》中指出："肺为气之主，肾为气之根，肺主出气，肾主纳气，阴阳相交，呼吸乃和。"所以，肺的呼吸功能需借助肾的纳气，才能保证呼吸功能的正常。腹式呼吸可使气沉丹田，由肺吸入的清气下达到肾，保持呼吸的深度，改善气喘的症状。

3. 健脾益肺：肺司呼吸，主一身之气；脾主运化，为气血生化之源。肺与脾的关系，主要体现在气的生成和津液的输布两个方面。肺气的盛衰在很大程度上取决于脾气的强弱，故有"肺为主气之枢，脾为生气之源"之说。肺司呼吸和脾主运化的功能是否健旺，与气之盛衰有密切关系。呼吸操可以促进全身气血运行，达到健脾益肺的功效。

4. 维持人体气机的正常升降运动，调和气血：肝主升发，肺主肃降，肝升肺降，气机调畅，二者关系到人体的气机升降运动。肝升才能肺降，肺降才能肝升，升降得宜，出入交替，则气机舒展。肝肺的气机升降，实际上也是气血的升降。肝藏血，调节全身之血；肺主气，治理调节一身之气。总之，全身气血的运行虽赖心所主，但又需要肺主治节及肝主疏泄、藏血的制约，故肝肺两脏对气血的运行也有一定的调节作用。

5. 肺气清肃下降，保证大便的正常排泄：肺与大肠相表里，大肠的传导功能，有赖于肺气的清肃下降。肺气清肃下降，大肠之气亦随之而降，以发挥其传导功能，使大便排出通畅。肺司呼吸，肺气以清肃下降为顺。大肠为六腑之一，六腑以通为用，其气以通降为贵。肺与大肠之气化相通，故肺气降则大肠之气亦降，大肠通畅则肺气亦宣通。呼吸操可以促进肺气清肃下降，使大肠传导如常。

6. 抵御外邪：肺主皮毛，"皮毛"为一身之表，有分泌汗液、润泽皮肤和抵御外邪等功能。皮毛的这些功能是分布在皮毛的卫气的作用，而卫气之所以能发挥这些作用，主要依靠肺气宣发的力量。呼吸操可以宣发肺气，增强机体抵御外邪的能力。

三、动作要领

第一式：松弛训练（见图 1-1）

坐位（或站立），双手曲肘（或自然下垂），噘嘴吹气；鼻子吸气，同时双拳握紧，默数"1、2"；呼气松拳，同时默数"1、2、3、4"。重复 4 次。

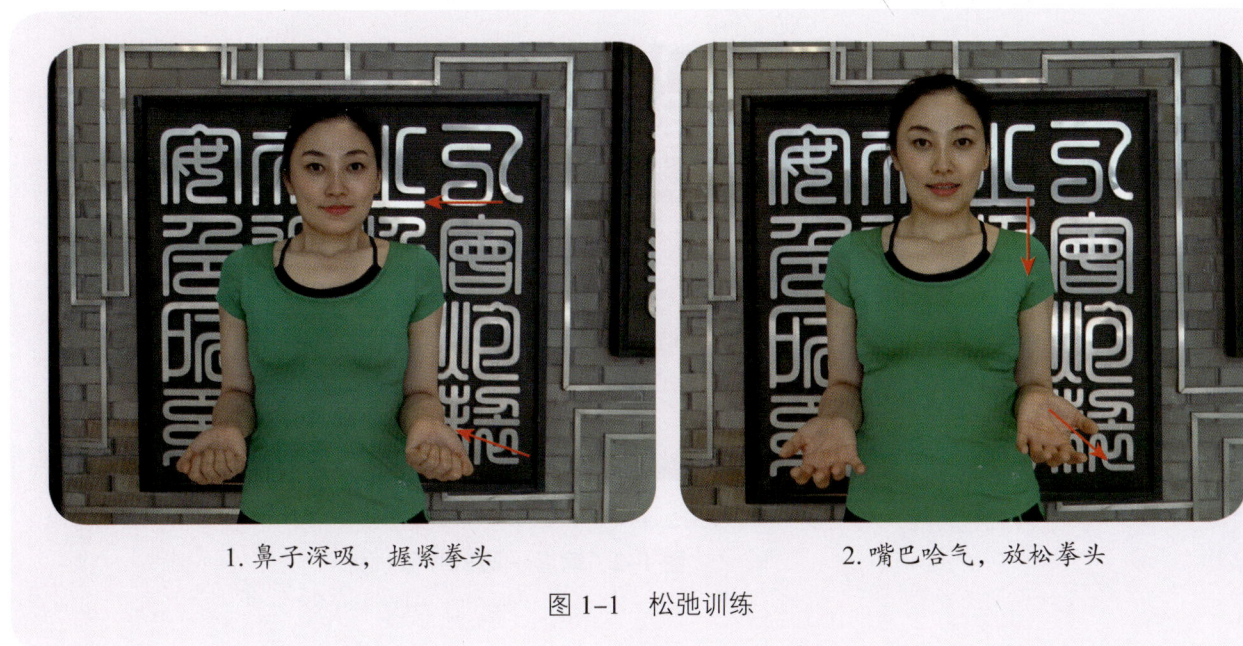

1.鼻子深吸，握紧拳头　　　　　　2.嘴巴哈气，放松拳头

图 1-1　松弛训练

第二式：缩唇＋腹式呼吸训练（见图 1-2）

双手置于腹部（或自然下垂），噘嘴吹气：鼻子吸气，腹部鼓起；憋气（闭气）保持，噘嘴缓缓吐气（嘴唇成吹口哨状）腹部凹陷。吸气与呼气时间比为 1：（2～3）。

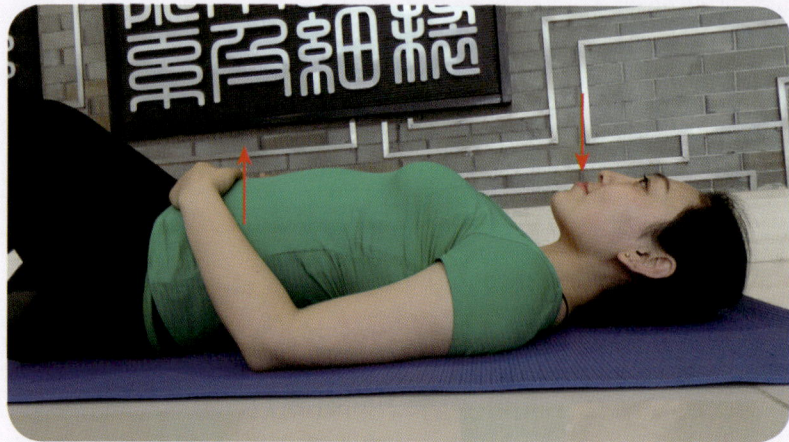

1. 鼻子深吸，腹部鼓起

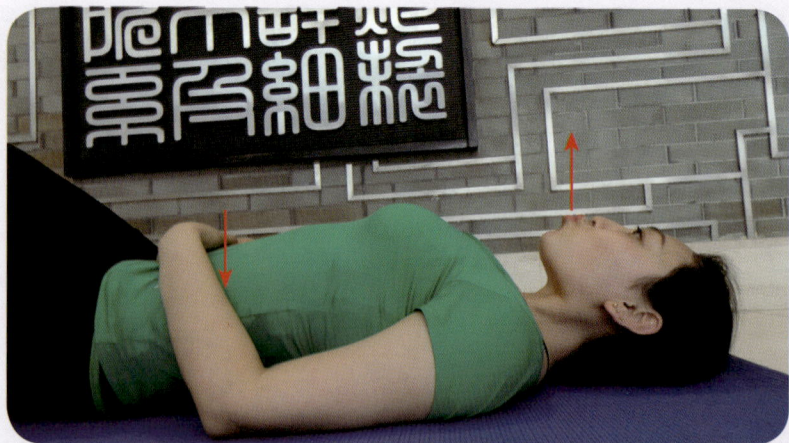

2. 噘嘴吹气，腹部凹陷

图 1-2　缩唇＋腹式呼吸训练

第三式：抗阻呼吸肌力训练（见图 1-3）

放松，噘嘴吹气，鼻子吸气再用力缓慢呼气，呼气时间尽可能长。呼吸肌可以依靠一些辅助器材来训练（如：水瓶与吸管、气球、三球呼吸训练器、升降呼吸训练器），这些器材提供一些适当的阻抗，就好比一般训练手臂肌肉的哑铃。

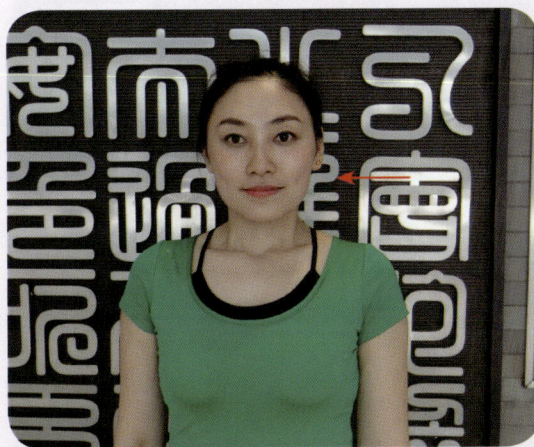

1. 鼻子深吸

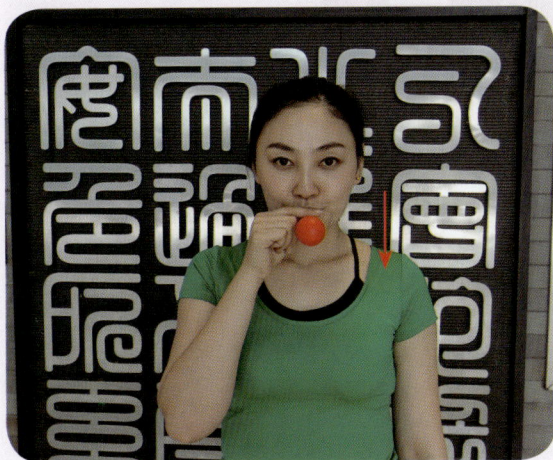

2. 缓慢呼气

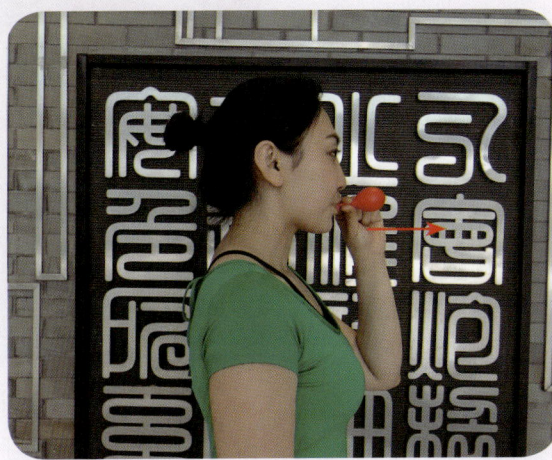

3. 缓慢呼气

图 1-3　抗阻呼吸肌力训练（1）

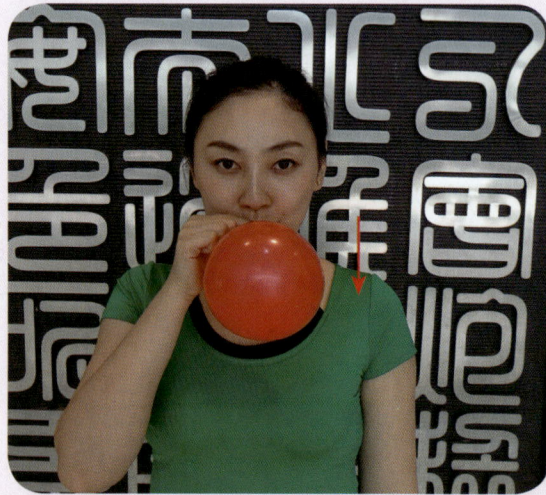

4.缓慢呼气

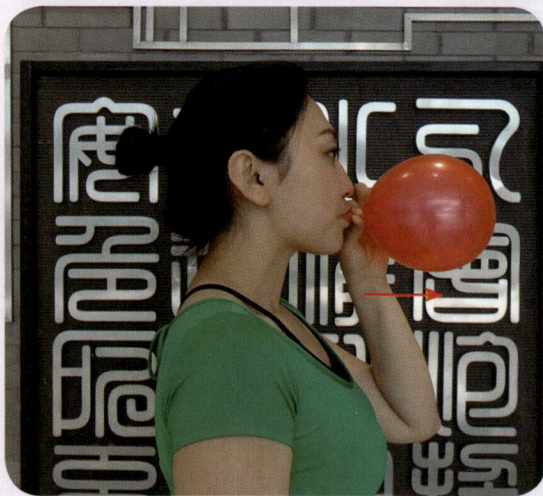

5.缓慢呼气

图1-3　抗阻呼吸肌力训练（2）

第四式：主动呼吸循环技术训练（见图 1-4）

1. 呼吸控制：即腹式呼吸，放松肩、颈、两臂和腹肌，一手放在胸骨柄上，一手放在脐部。经鼻吸气，吸气时胸部不动，腹部鼓起，吸气后屏气 1～2s，然后缓慢呼气，腹部凹陷，尽量将气呼出。

1. 鼻子深吸

2. 噘嘴吹气

3. 鼻子深吸

4. 憋气

图 1-4　主动呼吸循环技术训练（1）

2.胸廓扩张运动：鼻子深吸一口气，在吸气末憋气3秒，再缩唇慢慢呼气，吸气与呼气时间比1：（2～3）。

3.用力呼气技术：鼻子深吸一口气，同时握紧拳头，默数"1、2"；再用嘴巴用力哈气，同时默数"1、2、3、4"，使气体经过气道，刺激气管而引发咳嗽，利用哈气使痰液咳出。

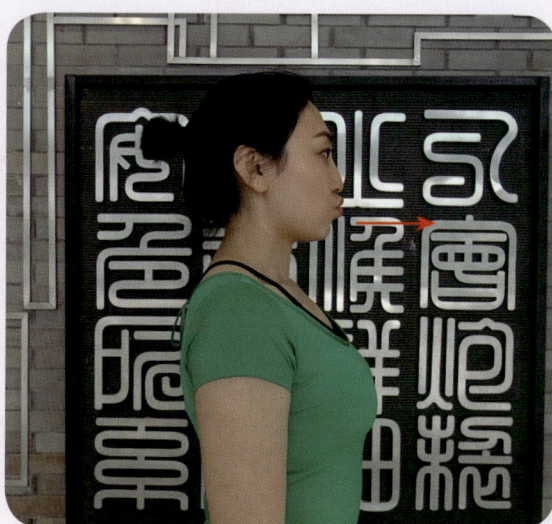

5.噘嘴吹气　　　　　　　　　　　6.噘嘴吹气

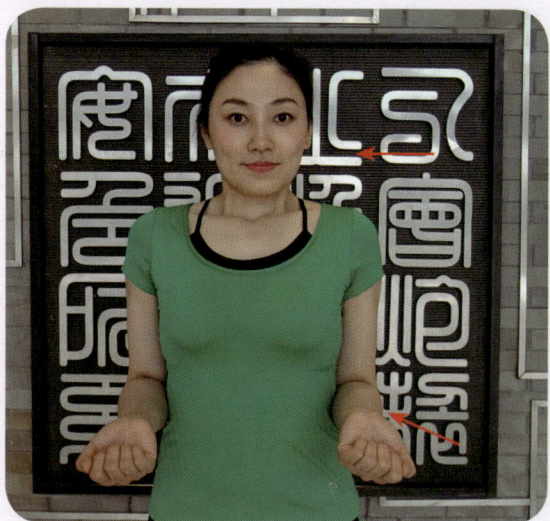
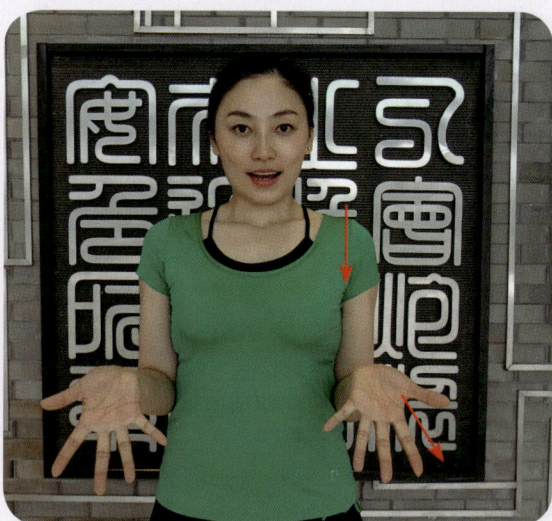

7.鼻子深吸，握紧拳头　　　　　8.用力哈气，用力松拳

图1-4　主动呼吸循环技术训练（2）

第五式：有效咳嗽咳痰训练（见图 1-5）

放松，噘嘴吹气，鼻子吸气，把空气吸到支气管内有痰部分的更深处，稍屏气，身体前倾，然后从容而有力地咳嗽 2～3 次，使黏痰脱落咳出。

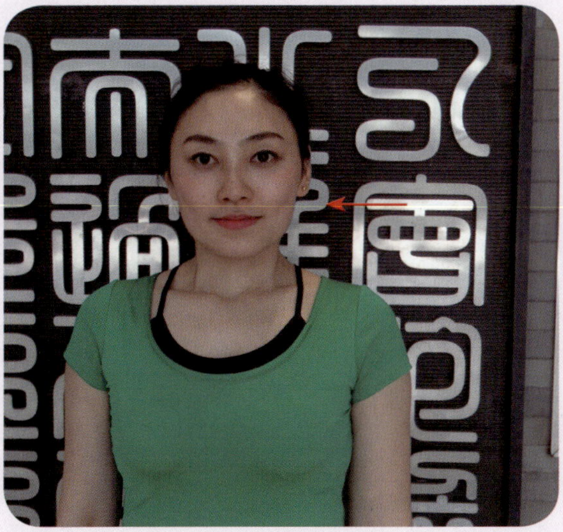

1. 鼻子深吸

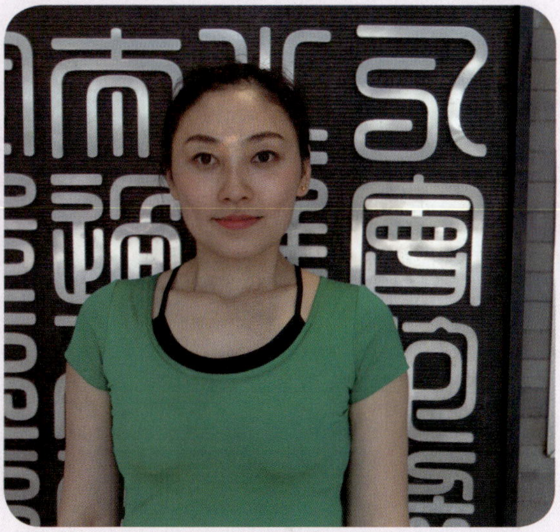

2. 屏气

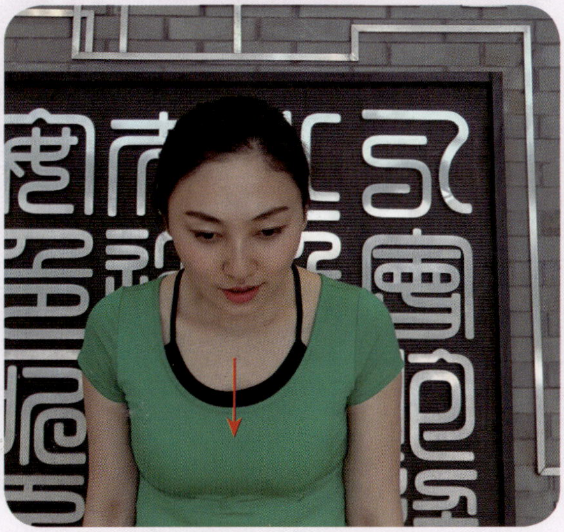

3. 身体前倾，用力咳嗽

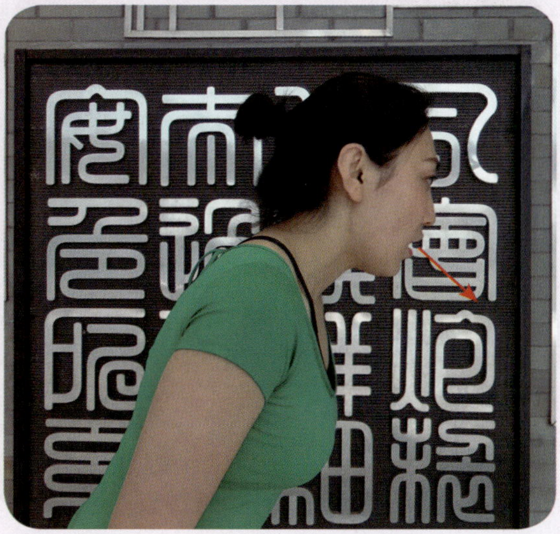

4. 身体前倾，用力咳嗽

图 1-5 有效咳嗽咳痰训练

第六式：指压天突穴（见图 1-6）

先正常呼吸，调整好呼吸后，鼻子深吸一口气，在吸气末用拇指用力按压天突穴（即胸骨上窝处）以刺激咳嗽，然后从容而有力地咳嗽 2～3 次。

1. 鼻子深吸

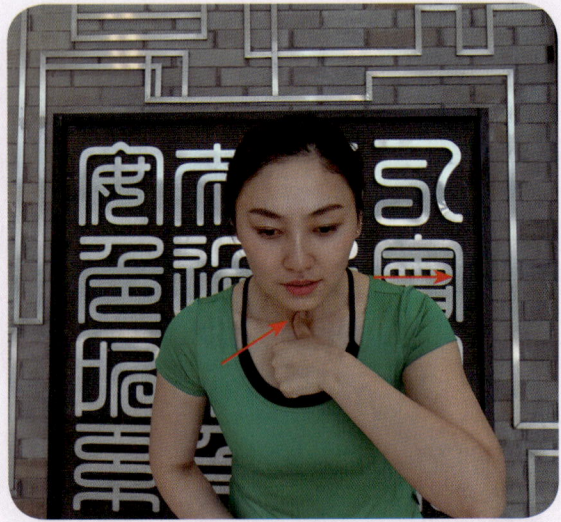

2. 身体前倾，指压天突穴

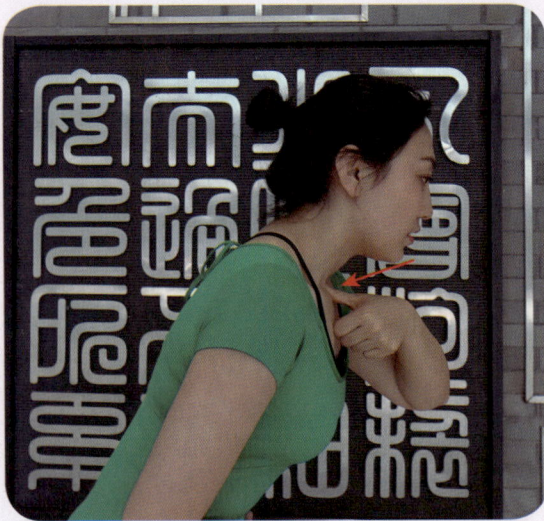

3. 身体前倾，指压天突穴

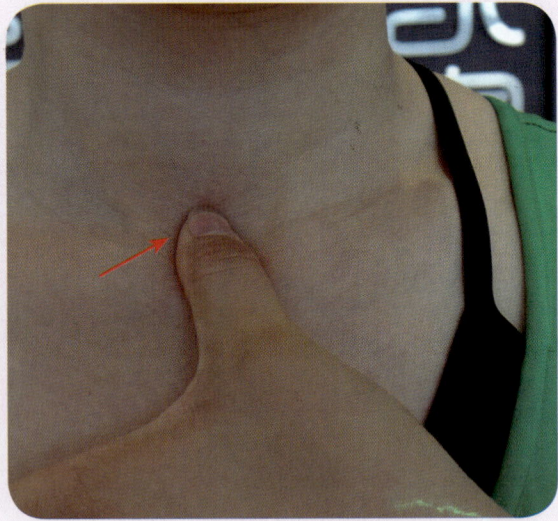

4. 指压天突穴

图 1-6　指压天突穴

四、注意事项

1. 训练时间及环境：训练环境以安静、安全为原则，可在晨起、午睡后进行训练，避免饱餐后练习。

2. 衣着体位：穿宽松的衣物，采取舒适放松的体位，训练初期可选半坐卧位或卧位，利于腹部放松，从而感受腹部起伏；熟练后可选坐位或站位，训练时避免情绪紧张。

3. 训练频次及强度：每天练习 1～2 次，每次 10～15 分钟，以稍感疲劳为度；练习过程中如有唾液溢出，可徐徐下咽。练习时如有胸闷、气促、心慌、虚汗、头晕等症状，应停止训练，稍作休息，待症状缓解。训练一般持续 4 周左右可以看到效果，持之以恒是重中之重。

4. 适用人群

（1）慢性阻塞性肺疾病稳定期，慢性支气管炎和肺气肿。

（2）慢性限制性肺疾病，包括胸膜炎后和胸部手术后。

（3）慢性肺实质疾病，包括肺结核、尘肺等。

（4）哮喘及其他慢性呼吸系统疾病伴呼吸功能障碍。

（5）广大群众均适用，如老年人、运动员等。

5. 慎用人群

（1）肺大泡、气胸患者应在医护人员的指导下练习抗阻呼吸肌力训练。

（2）咯血患者应在医护人员的指导下练习主动循环呼吸训练、有效咳嗽咳痰训练及指压天突穴。

主要参考资料

［1］清·汪昂.本草备要［M］.北京：中国中医药出版社，2009.

［2］素问·六节藏象论篇第九［M］.中医古籍出版社，2003.

［3］明·李时珍.本草纲目［M］.中医古籍出版社，2006.

［4］素问·卷第七·经脉别论篇第二十一［M］.中医古籍出版社，2003.

［5］李建生.中医临床肺脏病学.北京：人民卫生出版社，2015.

❀ 宣肺经络拍打操

一、简介

经络拍打是中华优秀的自然疗法之一，起源于先秦，兴于唐宋，臻于当代，古代神医扁鹊、华佗曾用此法治病[1]。宣肺经络拍打操由古代流传的"拍击功""拍打功""摇身掌"及按摩法等演化而来，轻者为"拍"，重者为"打"，以手指、掌、拳等对人体经络和穴位进行刺激，使人体产生一系列病理、生理上的变化，来治疗喉痒、咳嗽、痰多等肺的症状，从而达到强身祛病的目的[2]。

二、养生功效

肺发病原因有外感、内伤两方面。宣肺经络拍打操通过加强肺气的宣发，排出体内的浊气，将卫气、津液和水谷精微布散周身，外达于皮毛，以充养身体，温润肌腠和皮毛，达到疏通经络、活跃气血、消除疲劳、解痉镇痛的目的[3]。每一步拍打都有其独特的疗效，多部位拍打配合，能更好地发挥防治疾病、强身健体的功效。

1. 拍打百会穴：醒脑开窍，活血通络，提升阳气。

2. 拍打肩井穴：调补肺虚，疏导水液，宣肺利水。

3. 拍打任脉：宽胸理气，止咳化痰，补益脾胃。

4. 拍打带脉：行气活血，祛瘀止痛，健脾渗湿。

5. 拍打极泉穴：调理心脉，清肺利咽，肺心同调。

6. 拍打膀胱经：宣肺降逆，养阴清热，调理全身。

7. 拍打肺经：清降肺浊，润脾除燥，宣肺解表。

8. 拍打鱼际穴：清宣肺气，清热利咽，清肺泻火。

9. 拍打脾经：健脾和胃，调补肝肾，陪土生金。

三、动作要领

预备动作（见图 2-1）

先原地踏步 16 下，然后原地跑步 16 下，原地跑步时，双臂前后摆动，双小腿交错后抬，达到热身效果，加快身体血液循环，提高拍打效果。

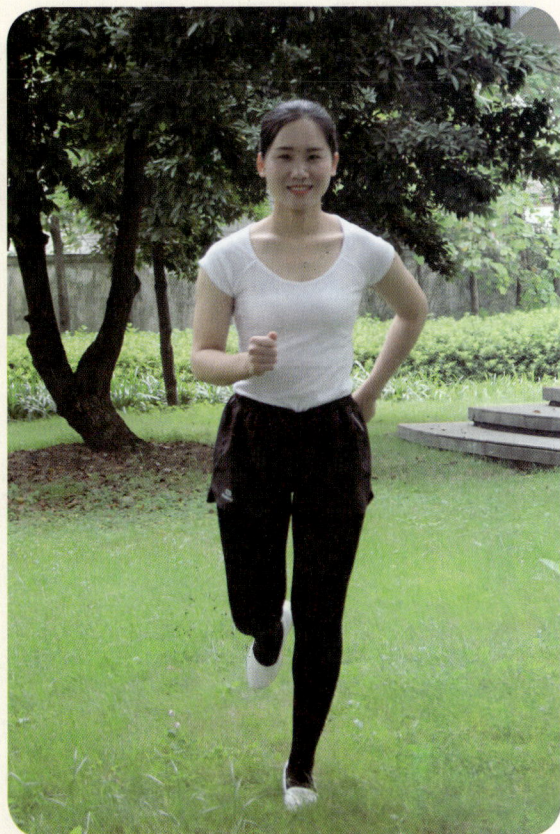

1. 原地踏步

2. 原地跑步

图 2-1　预备动作

第一式：拍打百会穴（见图 2-2）

1. 定位取穴

百会穴：位于后发际正中直上 7 寸，或头部正中线与两耳尖连线的交点。

2. 拍打百会穴：双手五指并拢，举至头顶，拍打百会穴36 次。

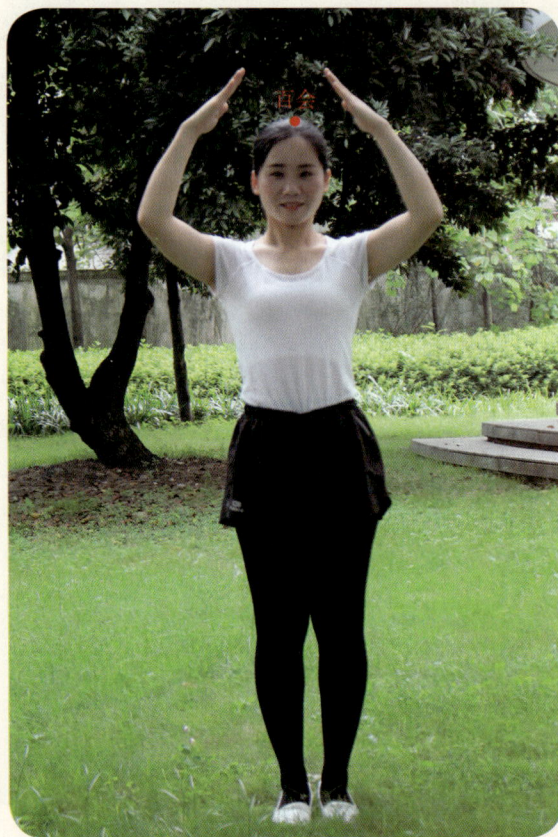

1. 双手举高至头顶   2. 拍打百会穴

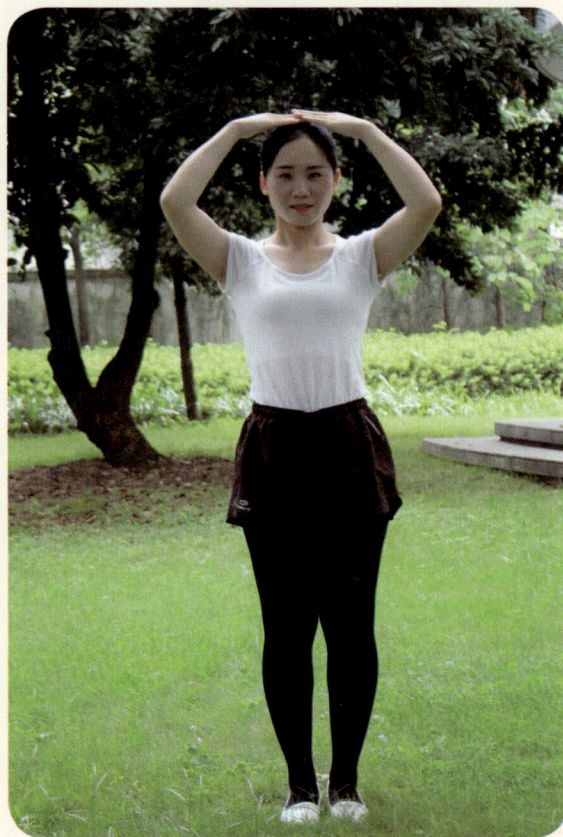

图 2-2　拍打百会穴

第二式：拍打肩井穴及带脉（见图 2-3）

1. 定位取穴

（1）肩井穴：位于大椎穴与肩峰连线中点，肩部最高处。

（2）带脉：位于侧腹部，章门下 1.8 寸，第 11 肋游离端下方垂线与脐水平线的交点上，位于人体腰部，围腰一圈，是一条横向的经脉。

2. 拍打肩井穴及带脉：双手五指并拢，两手交替，轮流拍打两侧肩井穴及腰部带脉各 18 次。

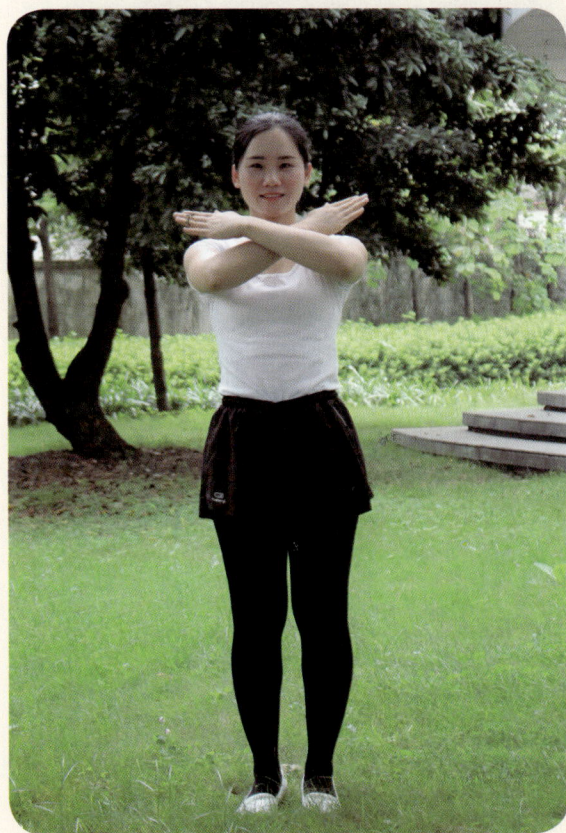

1. 双手交叉举至双肩上方   2. 拍打肩井穴

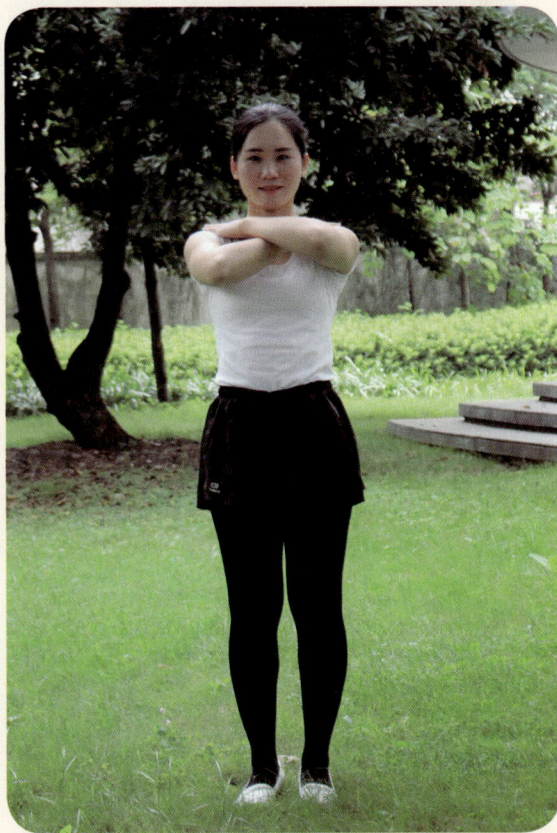

图 2-3　拍打肩井穴及带脉（1）

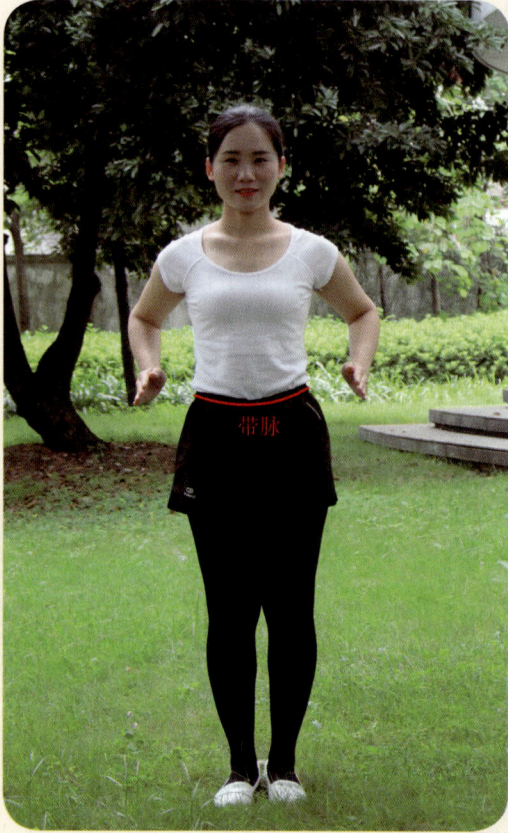

3.双手掌置于腰部两侧

4.拍打带脉穴

图2-3　拍打肩井穴及带脉（2）

第三式：拍打胸腹中央任脉（见图 2-4）

1. 定位取穴

（1）膻中穴：位于胸部前正中线上，平第 4 肋间隙，两乳头连线的中点。

（2）中脘穴：位于胸骨下端和肚脐连接线中点。

2. 拍打任脉：五指并拢，双手上下交替拍打膻中穴及中脘穴 36 次。

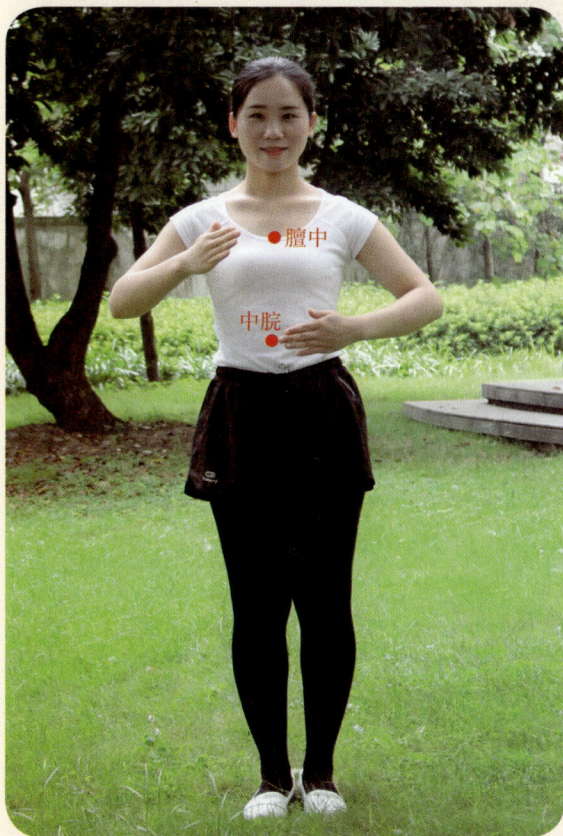

1. 两手一上一下置于膻中穴及中脘穴前方　　　　2. 拍打膻中穴及中脘穴

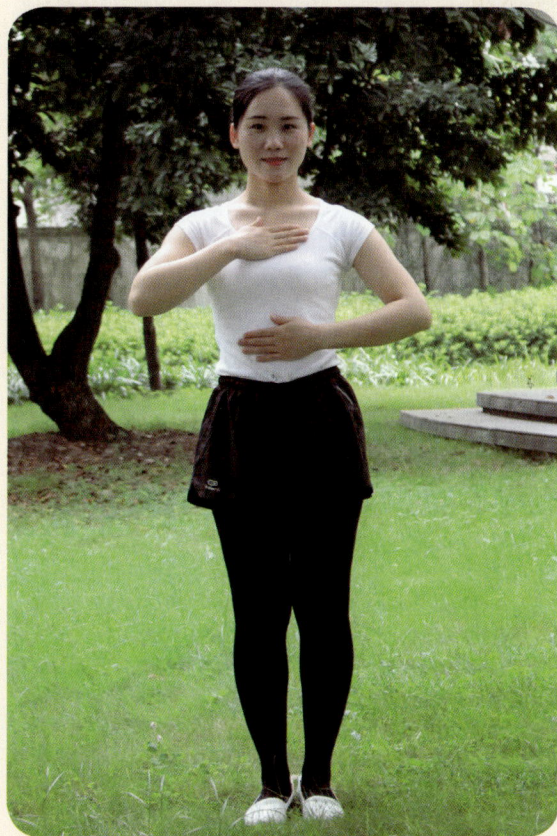

图 2-4　拍打胸腹中央任脉

第四式：拍打带脉（见图 2-5）

1. 定位取穴

带脉：位于侧腹部，章门下 1.8 寸，第 11 肋游离端下方垂线与脐水平线的交点上，位于人体腰部，围腰一圈，是一条横向的经脉。

2. 拍打带脉： 双手五指并拢，双手交替拍打左、右侧带脉 24 次。

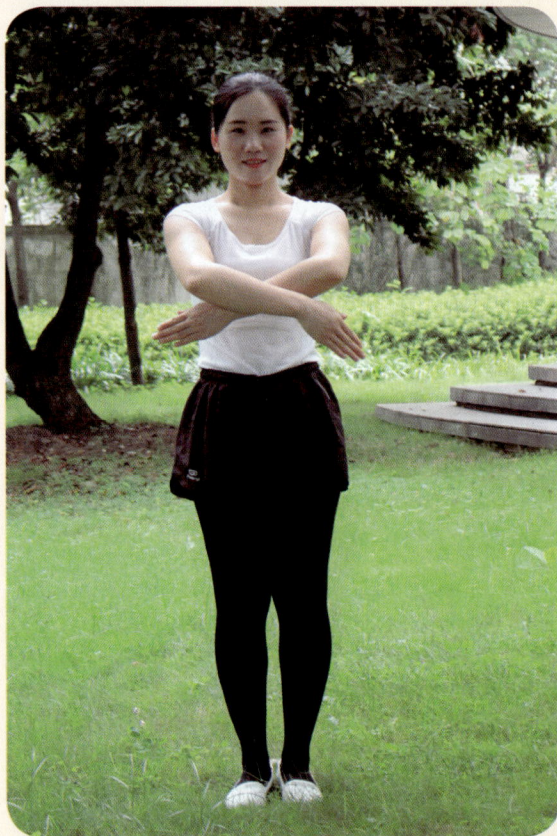

1. 双手交叉手掌置于腰部两侧   2. 双手同侧拍打带脉

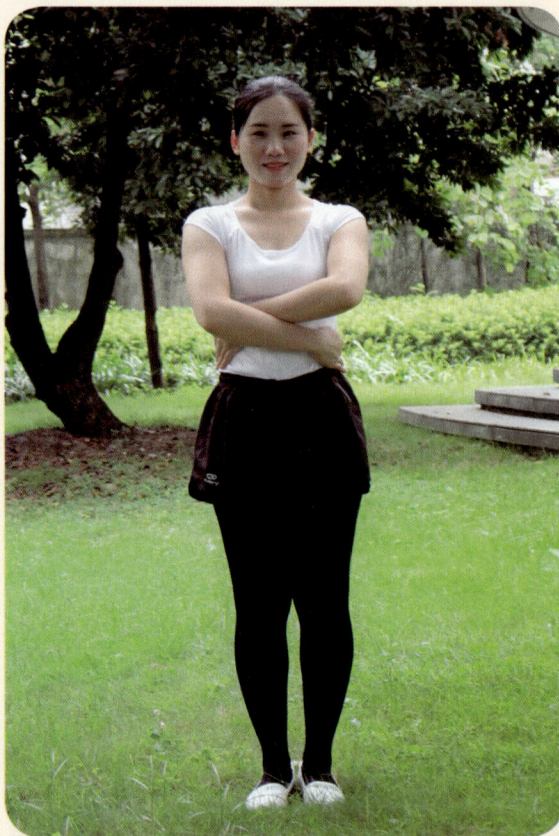

图 2-5 拍打带脉

第五式：拍打极泉穴（见图2-6）

1. 定位取穴

极泉穴：曲肘，并将手掌按于枕后，腋窝中部有动脉搏动处。

2. 拍打极泉穴：一手扶于枕后，用另一手拍打对侧极泉穴16次，然后交替。

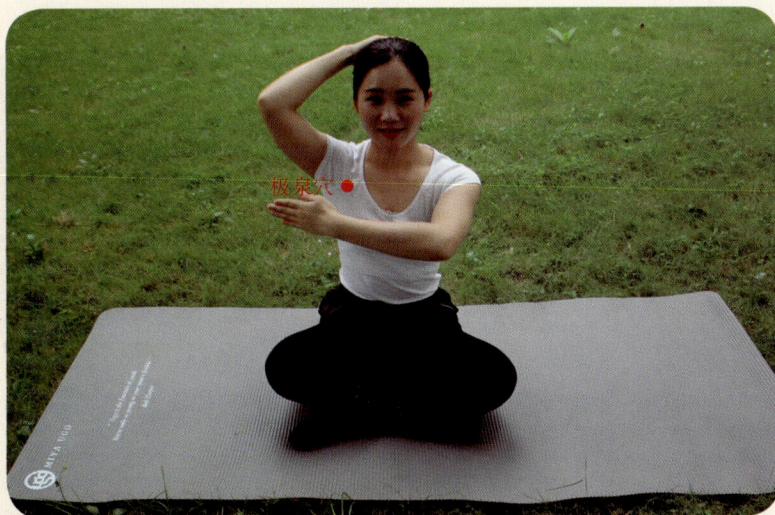

1. 一手扶于枕后一手置于腋前

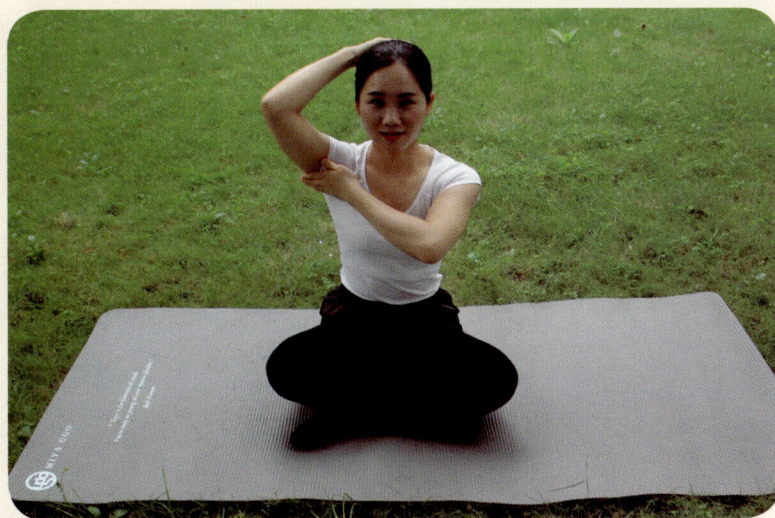

2. 拍打极泉穴

图2-6 拍打极泉穴

第六式：拍打背部膀胱经（见图 2-7）

1. 定位取穴

（1）大杼穴：位于背部，第 1 胸椎棘突下，旁开 1.5 寸，左右对称。

（2）肺俞穴：位于背部，第 3 胸椎棘突下，旁开 1.5 寸，左右对称。

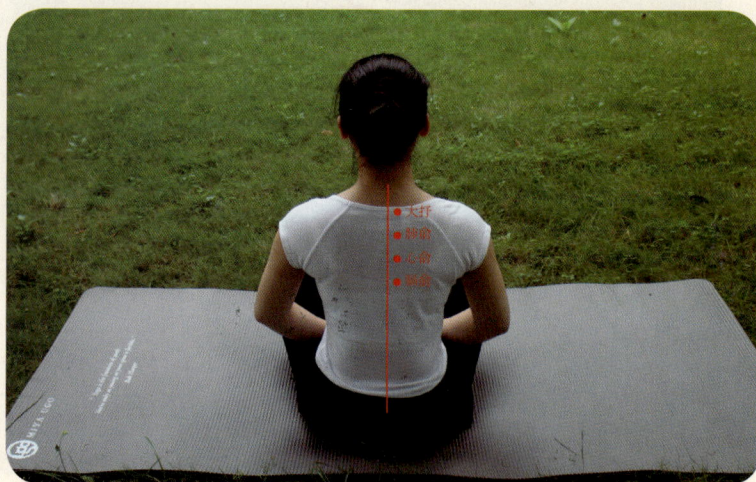

1.背部膀胱经位于中线两侧对称

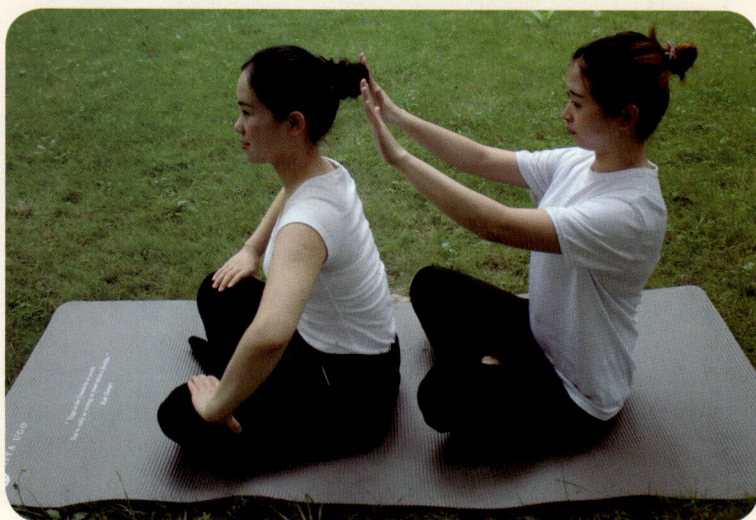

2.二人配合进行拍打

图 2-7　拍打背部膀胱经（1）

（3）心俞穴：位于背部，第 5 胸椎棘突下，旁开 1.5 寸，左右对称。

（4）膈俞穴：位于背部，第 7 胸椎棘突下，旁开 1.5 寸，左右对称。

2. 拍打背部膀胱经：两人一前一后，同向坐于地面，由一人帮助另一人拍打背部膀胱经，五指并拢，双手由上至下拍打大杼穴、肺俞穴、心俞穴、膈俞穴，共 4 组。

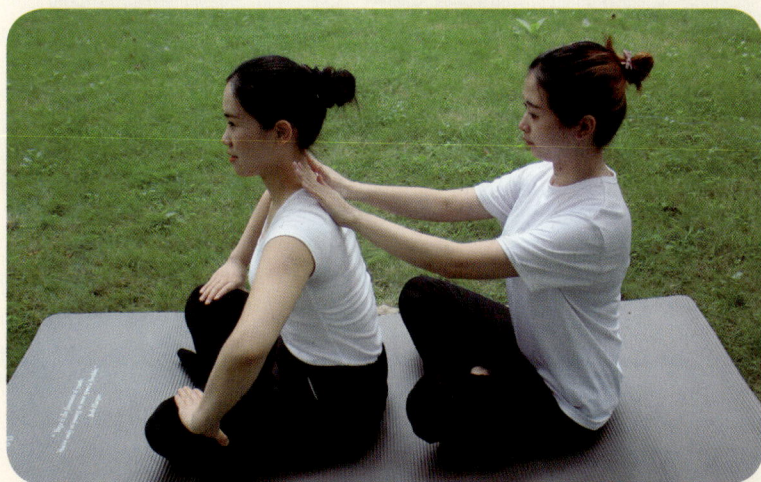

3. 拍打大杼穴

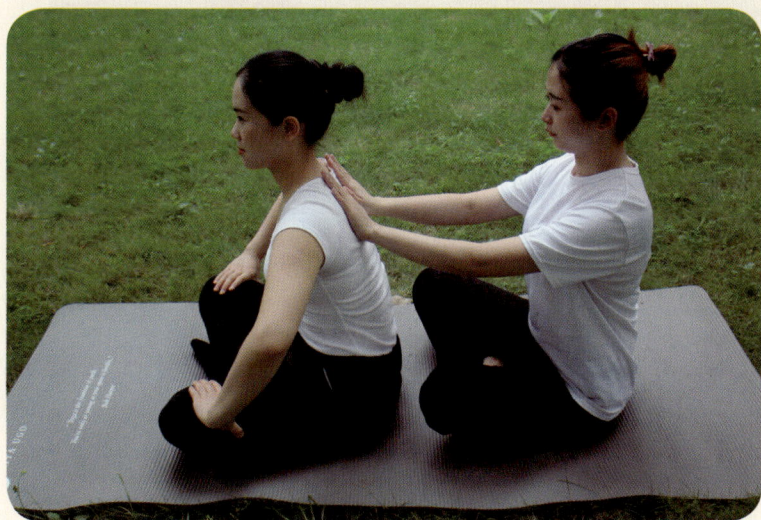

4. 拍打肺俞穴

图 2-7　拍打背部膀胱经（2）

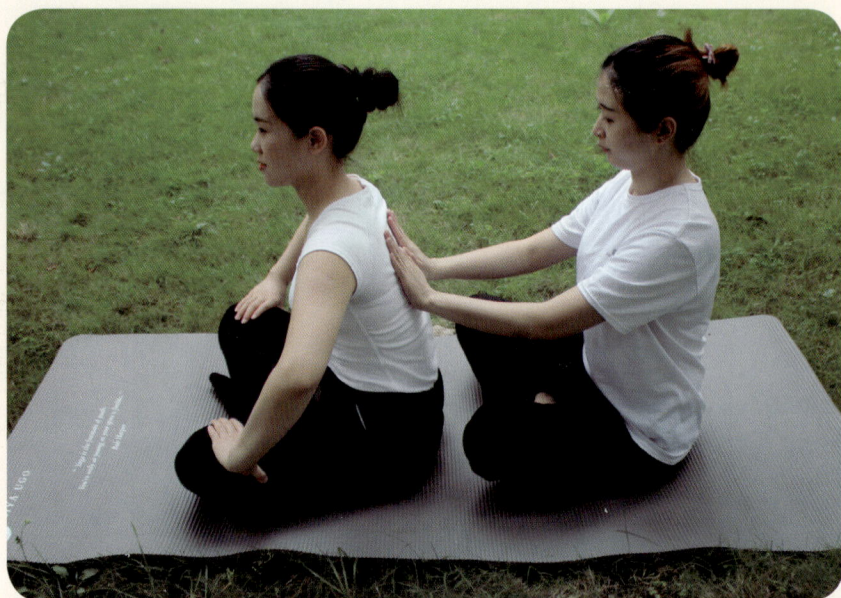

5. 拍打心俞穴

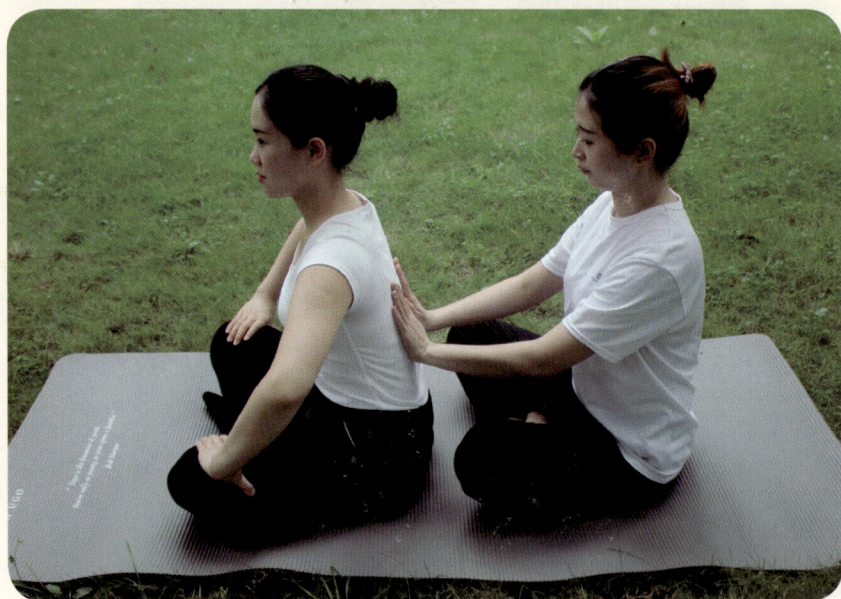

6. 拍打膈俞穴

图 2-7 拍打背部膀胱经（3）

第七式：拍打肺经（见图 2-8）

1. 定位取穴

（1）中府穴：位于胸外侧部，平第 1 肋间隙处，距前正中线 6 寸。

（2）天府穴：位于臂内侧面，肱二头肌桡侧缘，腋前纹头下 3 寸处。

（3）尺泽穴：位于肘横纹中，肱二头肌腱桡侧凹陷处。

（4）列缺穴：位于前臂桡侧缘，桡骨茎突上方，腕横纹上 1.5 寸，肱桡肌与拇长展肌腱之间。

2. 拍打肺经： 坐于地上，一腿屈膝立于地上，同侧一臂伸直垫于膝上，另一手由上至下拍打中府穴、天府穴、尺泽穴、列缺穴共 4 组。

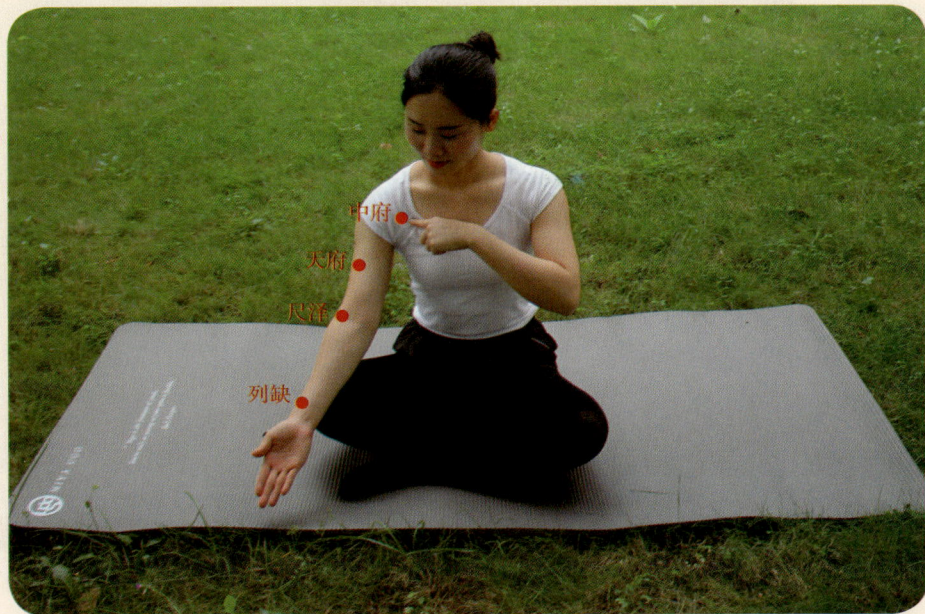

1. 前臂手太阴肺经

图 2-8　拍打肺经（1）

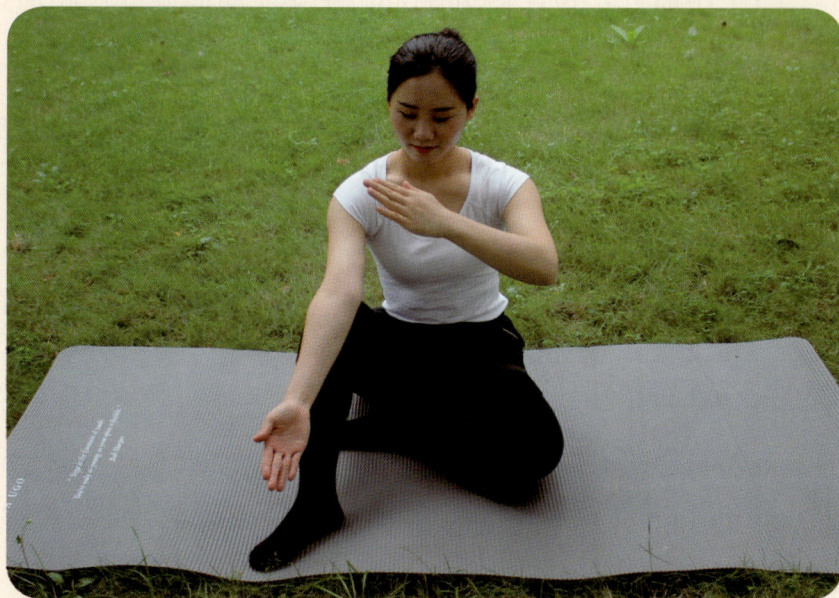

2.一手掌置于另一手臂上方开始拍打

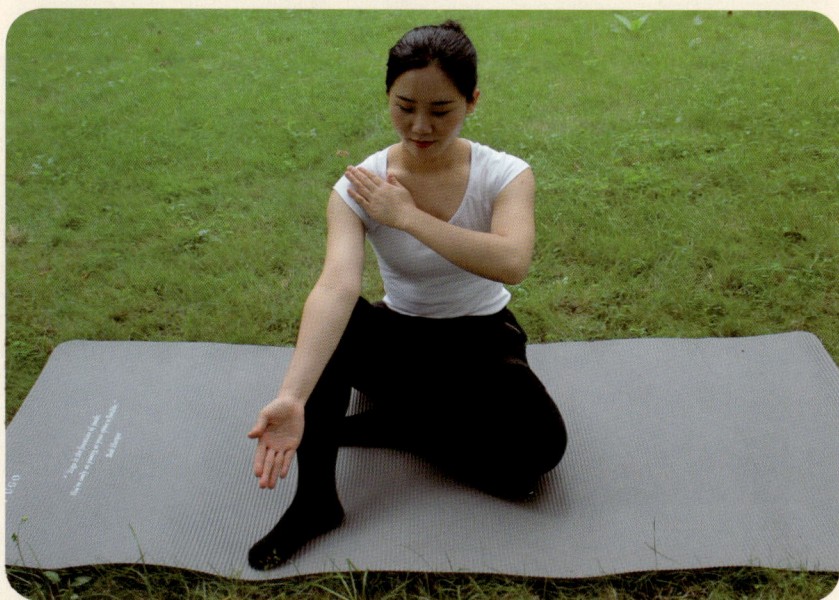

3.拍打中府穴

图2-8 拍打肺经（2）

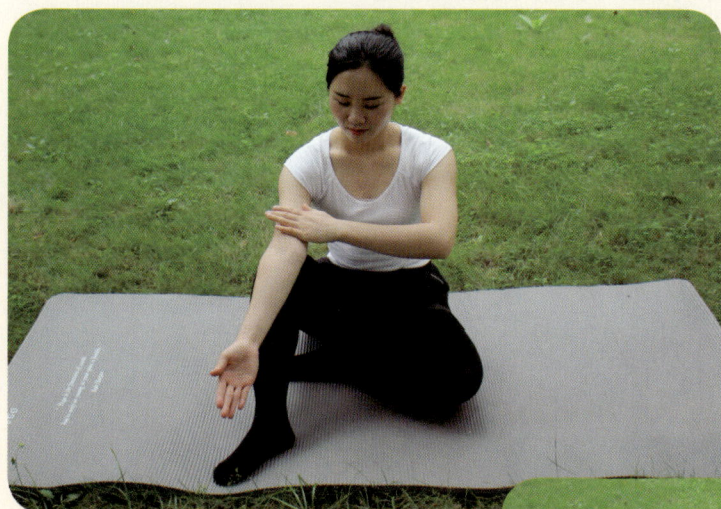

4.拍打天府穴

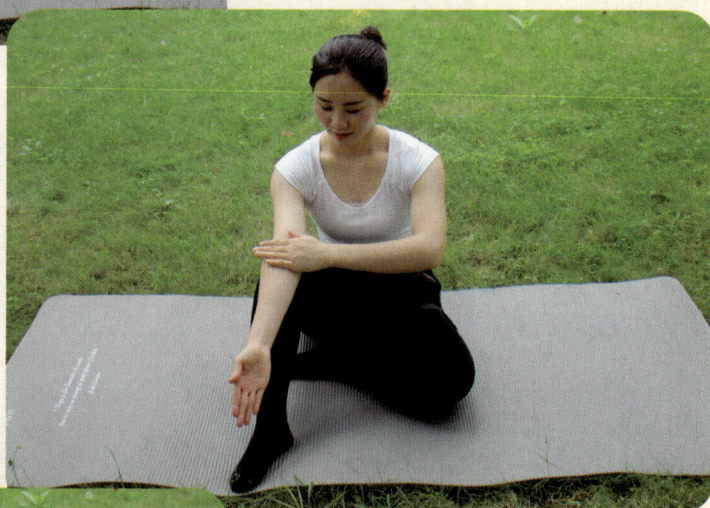

5.拍打尺泽穴

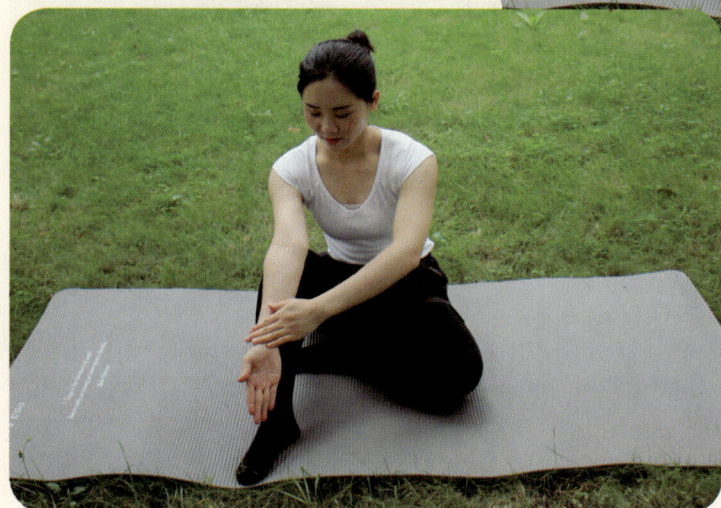

6.拍打列缺穴

图 2-8 拍打肺经（3）

第八式：拍打鱼际穴（见图2-9）

1. 定位取穴

鱼际穴：位于侧掌，微握掌，腕关节稍向下屈，于第1掌骨中点赤白肉际处即是。

2. 拍打鱼际穴： 双手五指并拢，掌心微凹，呈空心状，置于胸前击掌12次。

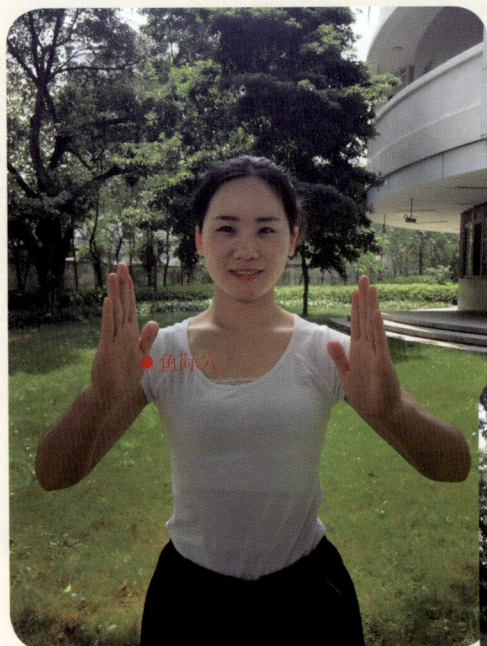

1. 双掌置于胸前

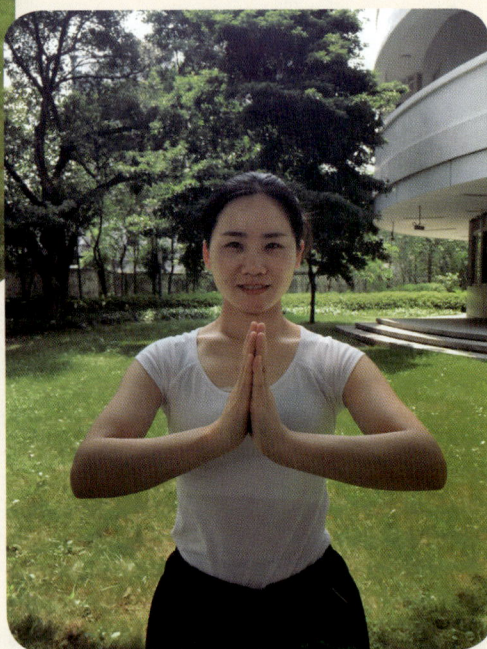

2. 拍打鱼际穴

图2-9 拍打鱼际穴

第九式: "哈" 字吐气法（见图 2-10）

仰头望天，深吸气后将气大力吐出，大声发出 "哈"。

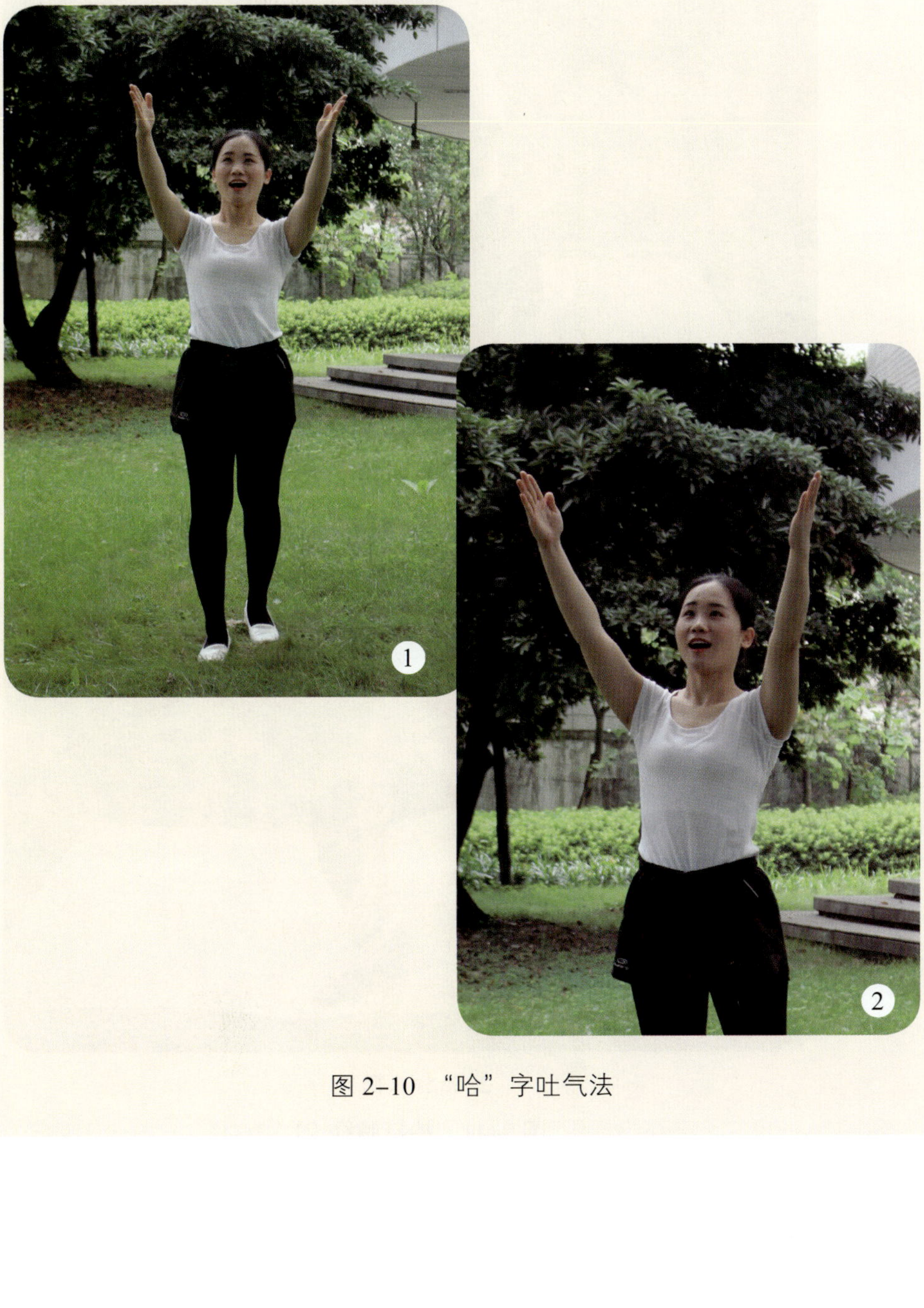

图 2-10 "哈" 字吐气法

第十式：拍打脾经（见图 2–11）

1. 定位取穴

（1）血海穴：位于大腿内侧，髌底内侧端上 2 寸，股四头肌内侧头的隆起处。

（2）地机穴：位于小腿内侧，内踝尖与阴陵泉的连线上。

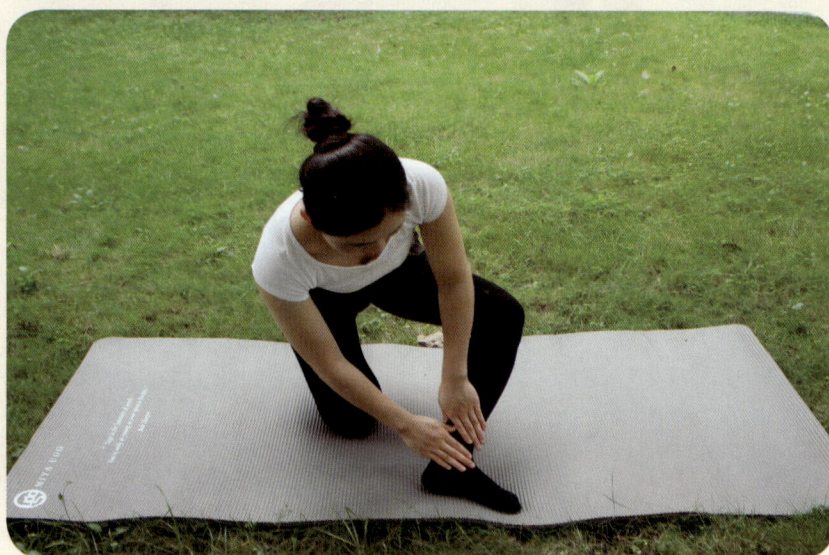

1. 足太阴脾经

2. 拍打三阴交

图 2–11　拍打脾经（1）

（3）三阴交：位于小腿内侧，足内踝尖上3寸，胫骨内侧缘后方。

2. 拍打脾经：右膝跪地，左腿屈膝立于地面，双手五指并拢由下至上拍打三阴交、地机穴、血海穴，3个部位一组，拍打2组。

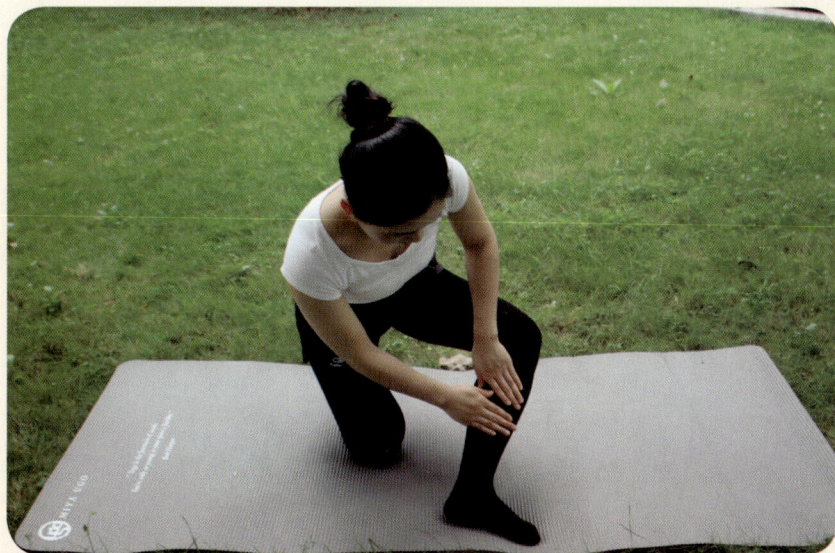

3. 拍打地机穴

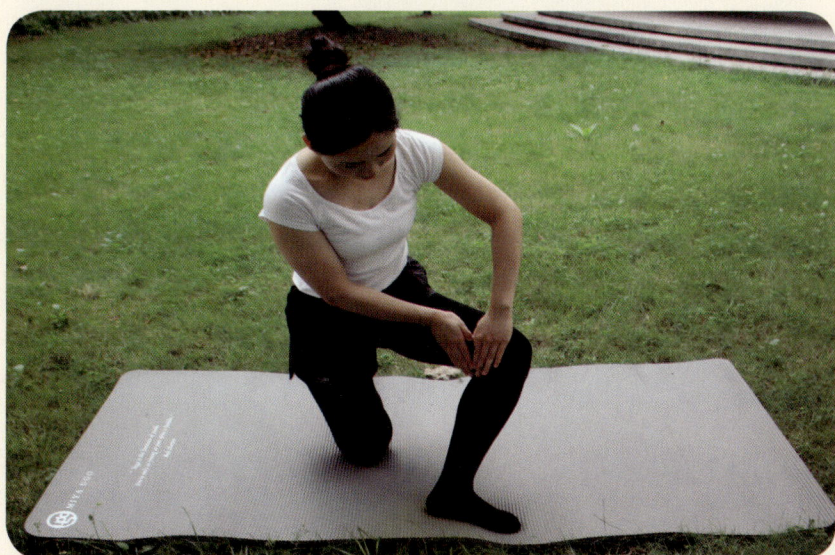

4. 拍打血海穴

图 2-11　拍打脾经（2）

四、注意事项

1. 建议每天进行锻炼 1 至 2 次。

2. 热身后效果更佳，但年长者可适当减轻热身强度，改为原地踏步。

3. 拍打力度因人而异，拍打后皮肤见红晕即可。

4. 第六式需两人一组配合，单人可忽略此式，直接进入下一式。

5. 适用于可正常活动的人群，肌力差或易跌扑人群慎用。

主要参考资料

［1］石学敏.针灸学［M］.2 版.北京：中国中医药出版社，2011.

［2］周仲瑛.中医内科学［M］.2 版.北京：中国中医药出版社，2012.

［3］林琳，张忠德.中医临床诊治呼吸科专病［M］.3 版.北京：人民卫生出版社，2013.

健脾通腑拍打操

一、简介

经络拍打是从古代流传的"拍击功""拍打功""摇身掌"及按摩法演变而来，起于先秦，兴于唐宋，臻于当代，属于传统按摩疗法中的一种常用手法。其轻者为"拍"，重者为"打"，以手指、掌、拳等通过对体表相关部位、经络和穴位的刺激，打通全身经脉，开穴通络，上下通调，恢复旺盛气血，调理脏腑，平衡阴阳，排除毒素，提高免疫力，保持身体处于最佳状态。《医宗金鉴》曰：气血郁滞，为肿为痛，宜用拍按之法，按其经络以通郁闭之气……其患可愈。祖国医学认为大肠、脾胃与便秘的发生密切相关，大肠经、胃经是治疗便秘的首选经脉[1]。脾胃居于中焦，主饮食精微的运化敷布，其精微者由脾气升散敷布，糟粕则承顺胃气之降由大肠经魄门排出体外。便秘一证，不论其虚实寒热，在脏在腑，归根结底都是影响到胃肠的传导，本着六腑以通为用的原则，立法则围绕通畅大肠气机，恢复其传导，或温而通之，或补而通之，或清而通之[2]。健脾通腑经络拍打操通过拍打大肠经、小肠经、胃经、胆经，摩腹部，揉列缺、支沟穴，从而达到健脾通腑、大便通畅、强身健体的作用。

二、养生功效

1. 健脾，促消化：促进小肠受盛化物，泌别清浊，使水谷精微转化成气血输布全身，将重浊之糟粕、水液下输大肠和膀胱，维持人体食物的消化、吸收和水液代谢的正常。

2. 通腑：可健运中焦、化生津液、清肠泄热、升清降浊，促进粪便软化，增强脾胃动力，恢复肠腑息息下行之机。

3. 促进睡眠：《素问·六节藏象论》云"凡十一脏皆取决于胆"。足少阳胆经与五脏经气相通，为五脏之气转输于全身各部的重要枢纽，与脏腑功能有直接的联系。因此，拍打足少阳胆经可调和气血，调整人体机能，乃治疗失眠提纲挈领之法。

三、动作要领

预备动作（见图 3-1）

拍打时要求全身心整体放松，从头到脚自然松弛，做到体松、肩松、臂松、腕松、指松。端坐于凳子上，双手自然放于两腿上，两脚自然踏地，分开与肩同宽（或略宽），身体微微前倾，呼吸自然。

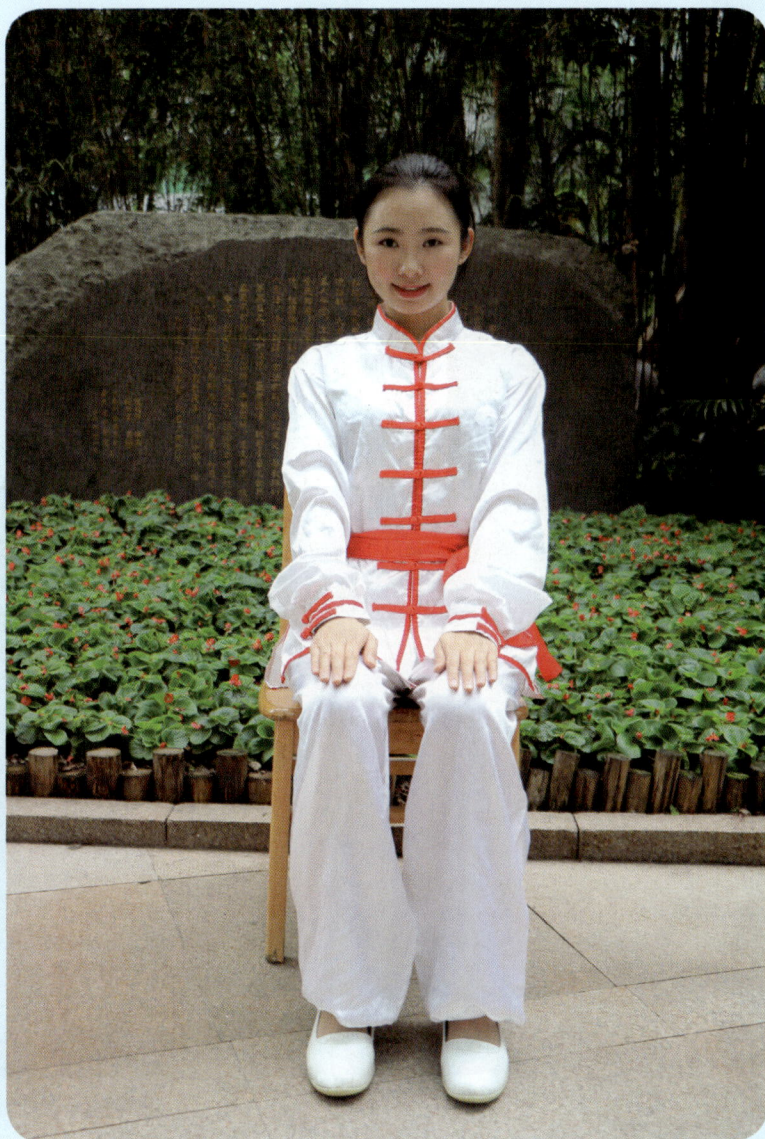

图 3-1　预备动作

第一式：拍大肠经（见图 3-2）

1. 伸出右手，手曲掌呈空杯状，左上肢自然放松。

2. 拍打左侧大肠经，从食指末端（商阳），沿食指内（桡）侧向上，通过一、二掌骨之间（合谷）向上进入两筋（拇长伸肌腱与拇短伸肌腱）之间的凹陷处，沿前臂前方，经肘部外侧，

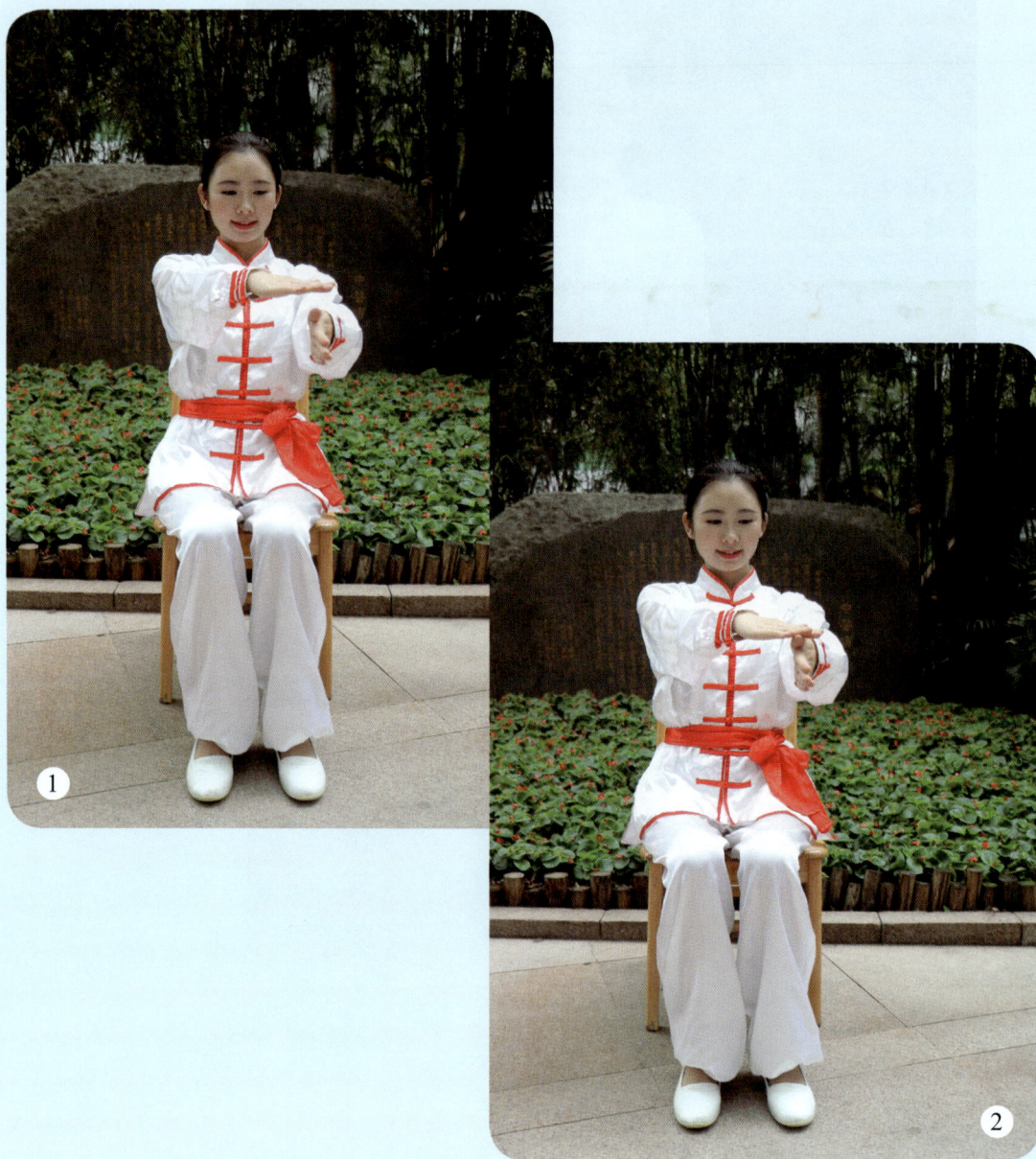

图 3-2　拍大肠经（1）

再沿上臂外侧前缘，上走肩端（肩髃），沿肩峰前缘向上出于颈椎（大椎），再向下入缺盆（锁骨上窝）部，拍打食指到锁骨下，来回拍三次。

3. 缓慢放松回复原位，伸出左手，手曲掌呈空杯状，右上肢自然放松，以同法拍打右侧大肠经。

图 3-2　拍大肠经（2）

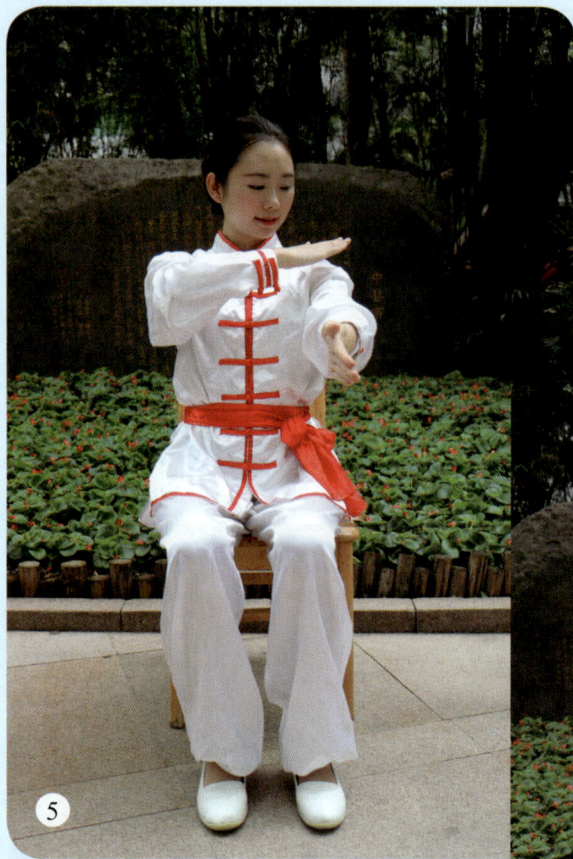

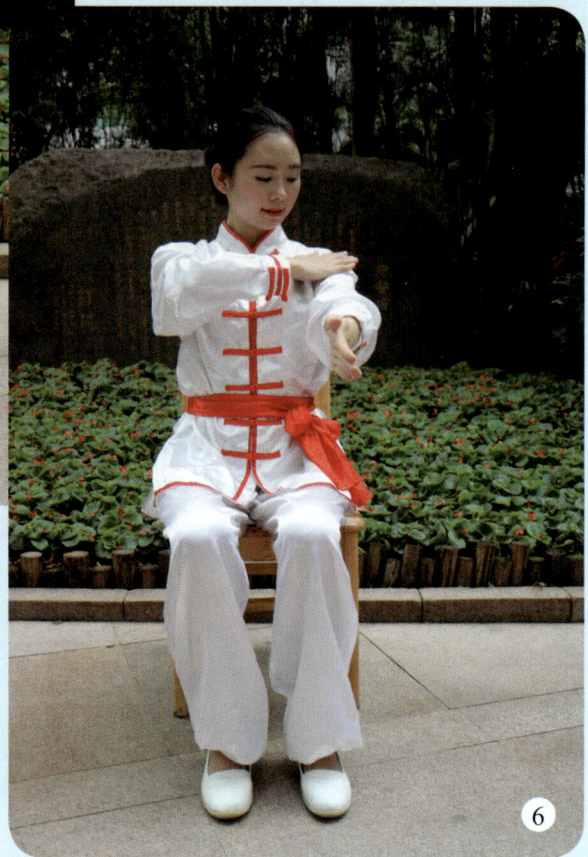

图 3-2 拍大肠经（3）

图 3-2 拍大肠经（4）

第二式：拍小肠经（见图 3-3）

1. 伸出右手，手曲掌呈空杯状，左上肢自然放松。

2. 拍打左侧小肠经，从手小指外侧端（少泽），沿手背外侧至腕部直上沿前臂外侧后缘，经尺骨鹰嘴与肱骨内上髁之间，

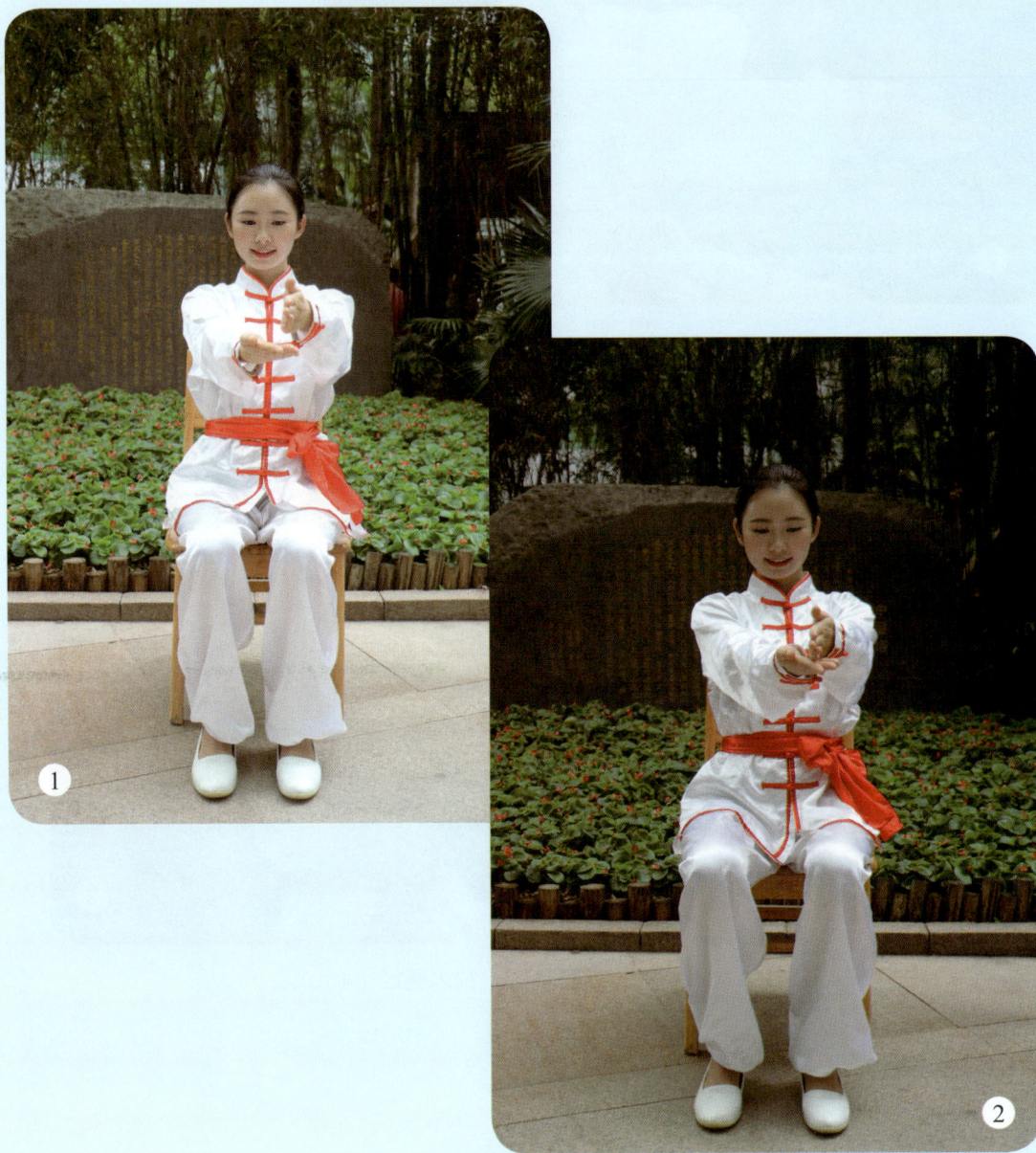

图 3-3　拍小肠经（1）

出于肩关节，绕行肩胛部。拍打尾指到左腋后方，来回拍三次。

　　3.缓慢放松回复原位，伸出左手，手曲掌呈空杯状，右上肢自然放松，以同法拍打右侧小肠经。

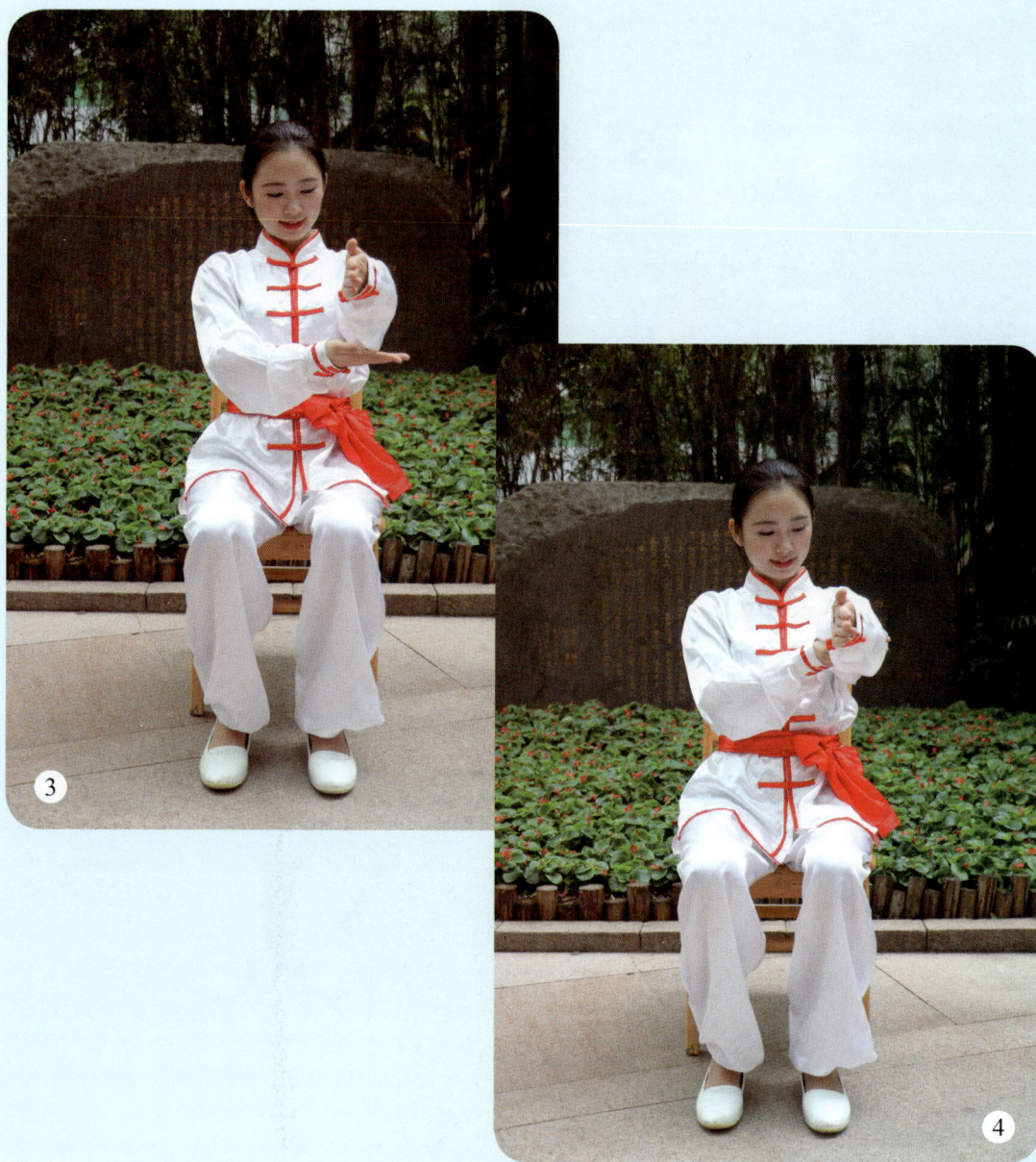

图3-3　拍小肠经（2）

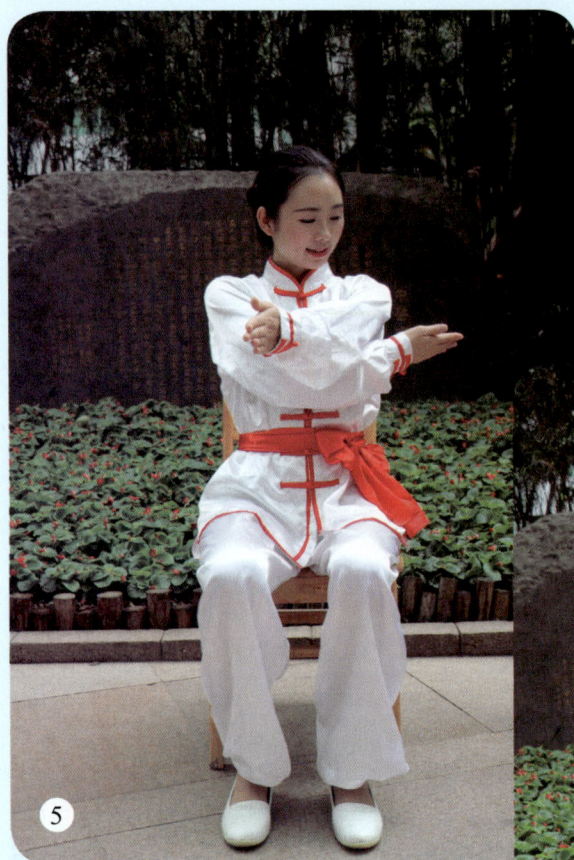

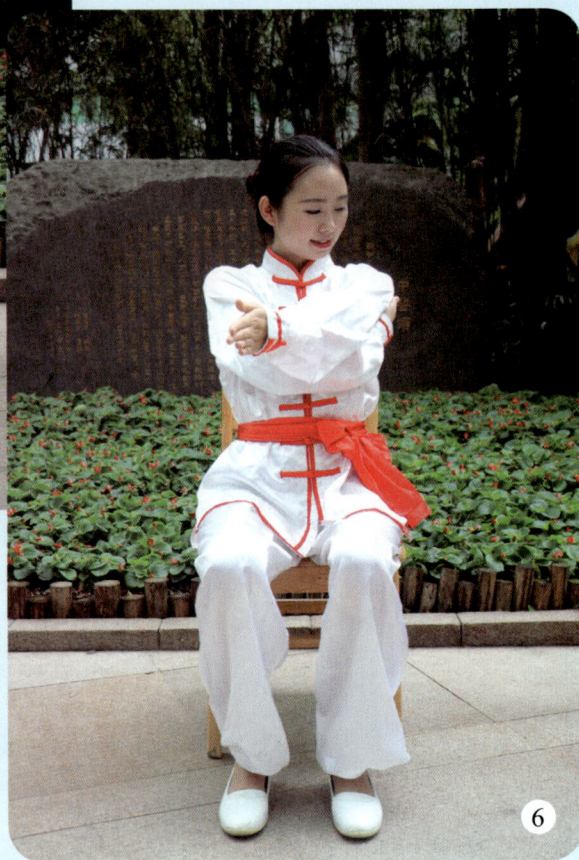

图 3-3　拍小肠经（3）

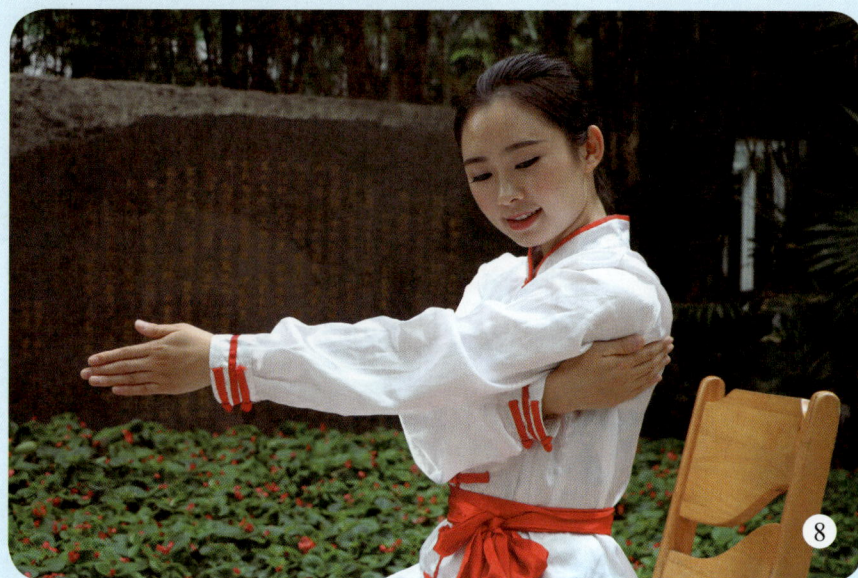

图 3-3　拍小肠经（4）

第三式：拍胃经（见图3-4）

1.伸出双手，自然放松平放，双手曲掌呈空杯状。

2.双手掌轻拍，从缺盆穴，即锁骨上窝中央，距前正中线4寸开始，沿乳中线下行，夹脐两旁（旁开二寸），下行至腹股沟外的气街穴。而后下行大腿外侧，至膝膑沿下肢胫骨前缘下行至胫外侧，来回拍三次。

图3-4　拍胃经（1）

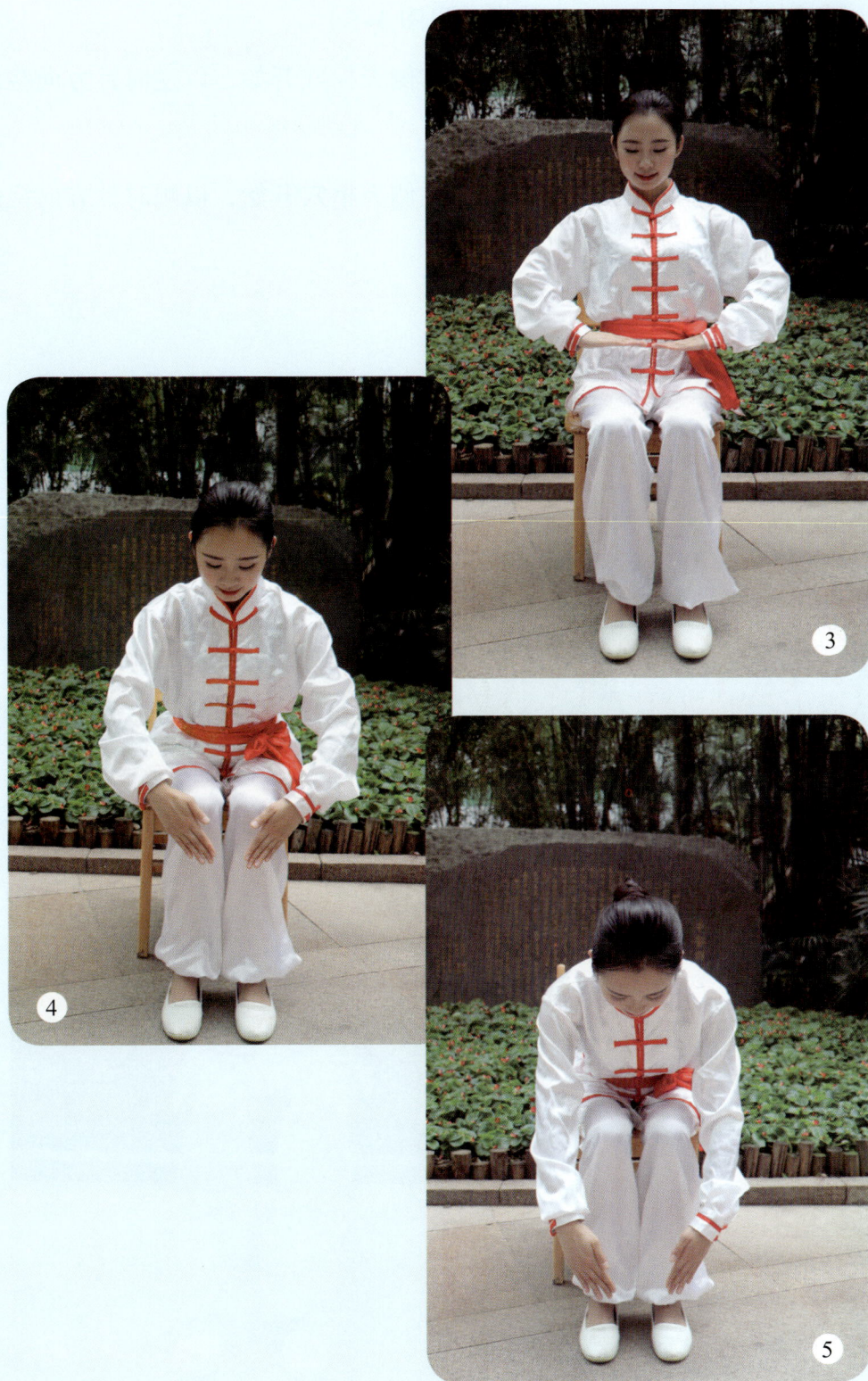

图 3-4 拍胃经（2）

第四式：按摩腹部（见图 3-5）

1. 以右手掌根部，从右侧天枢穴开始，以逆时针方向绕肚脐一圈为一次，共 30 次。

2. 以左手掌根部，从左侧天枢穴开始，以顺时针方向绕肚脐一圈为一次，共 30 次。

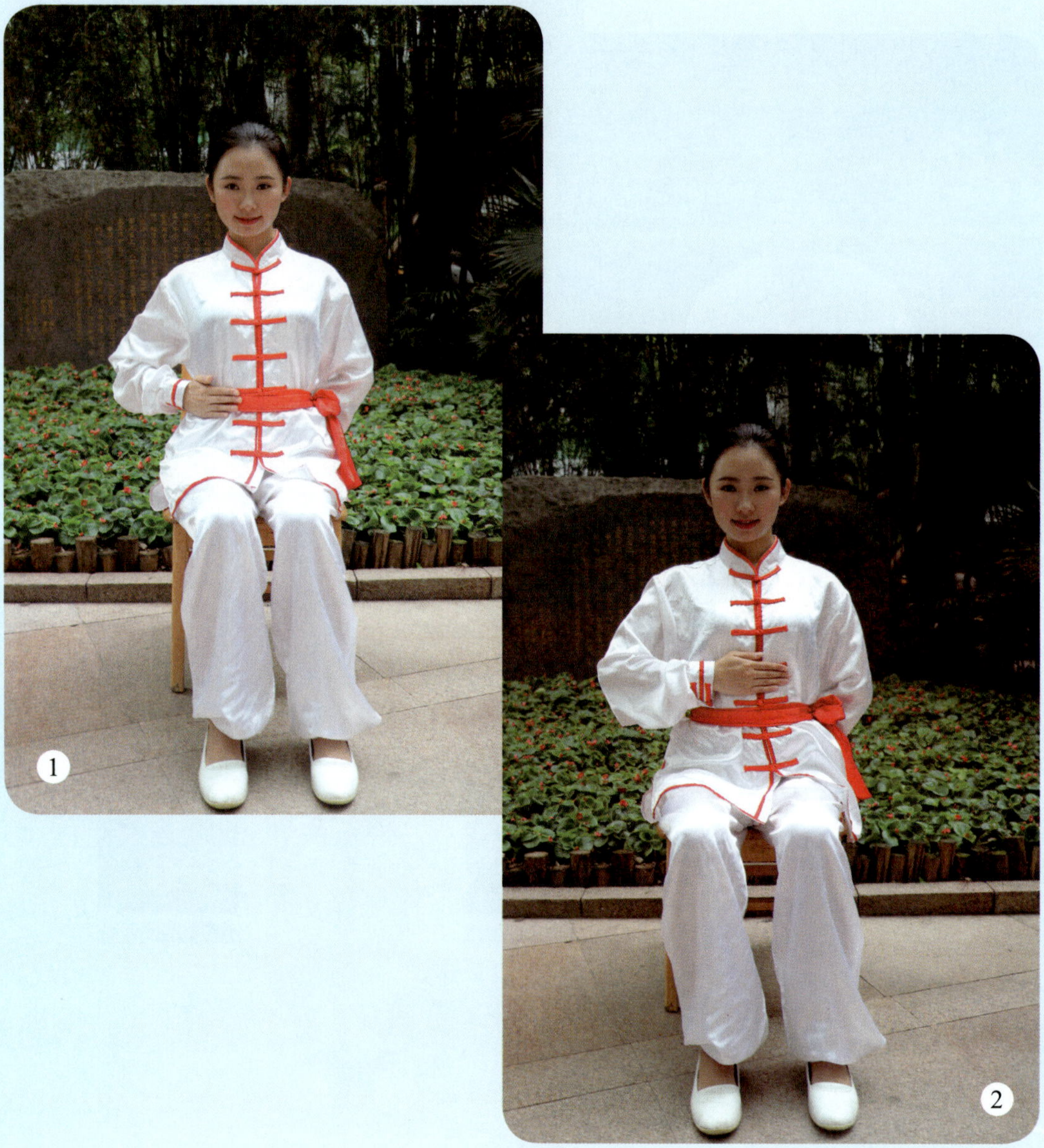

图 3-5　按摩腹部（1）

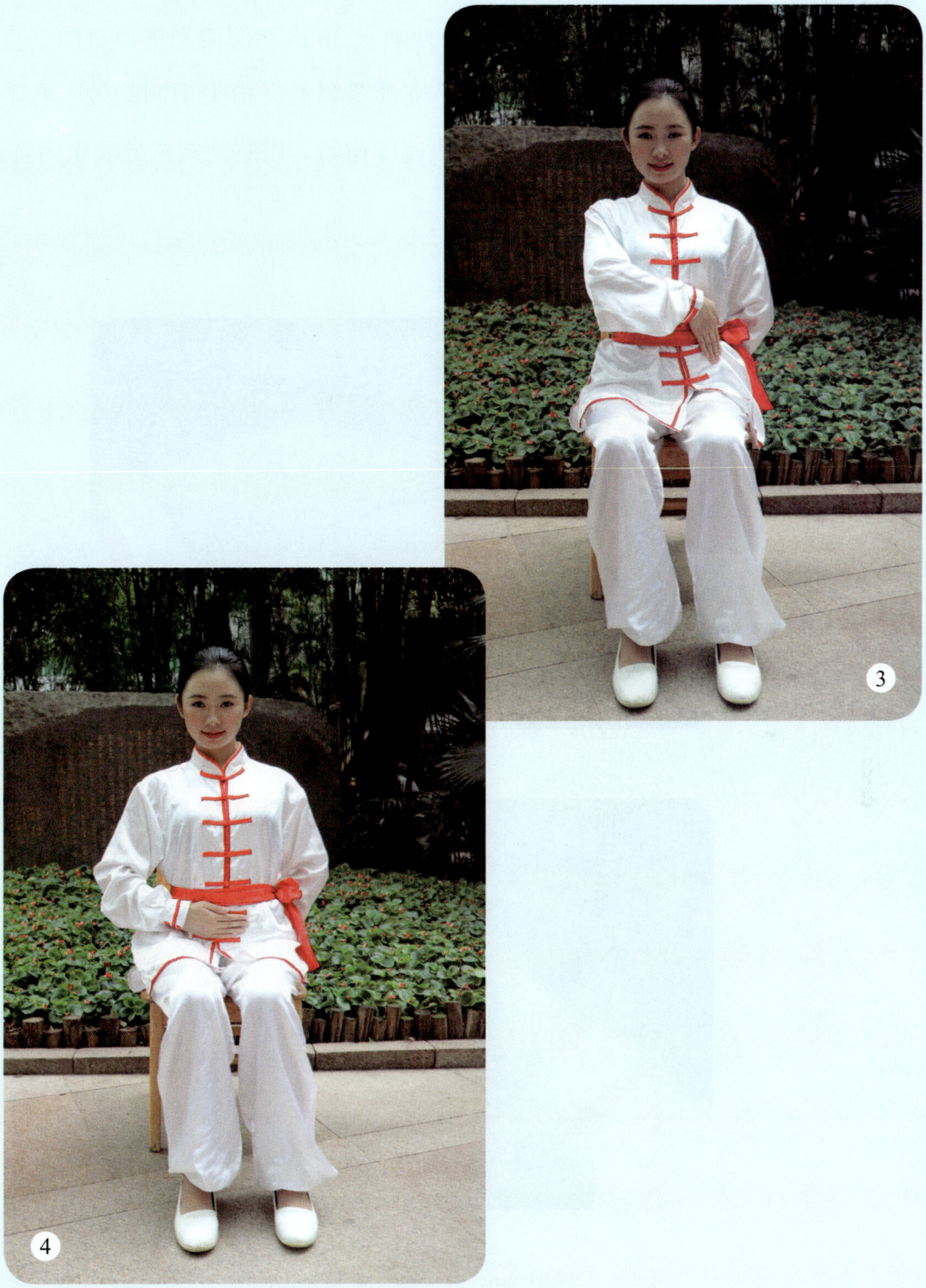

图 3-5 按摩腹部（2）

第五式：揉列缺、支沟穴（见图 3-6 ）

1.左手拇指重揉右手列缺穴 30 次，即两手虎口自然平直交叉，一手食指按在另一手桡骨茎突上，指尖下凹陷处。右手拇指重揉左手列缺穴 30 次，速度均匀，以感觉穴位处酸胀为宜。

1.定位取列缺穴

2.揉列缺穴

图 3-6　揉列缺、支沟穴（1）

2. 左手拇指重揉右手支沟穴 30 次，即腕背横纹上三寸，尺桡骨间处。右手拇指重揉左手支沟穴 30 次，速度均匀，以感觉穴位处酸胀为宜。

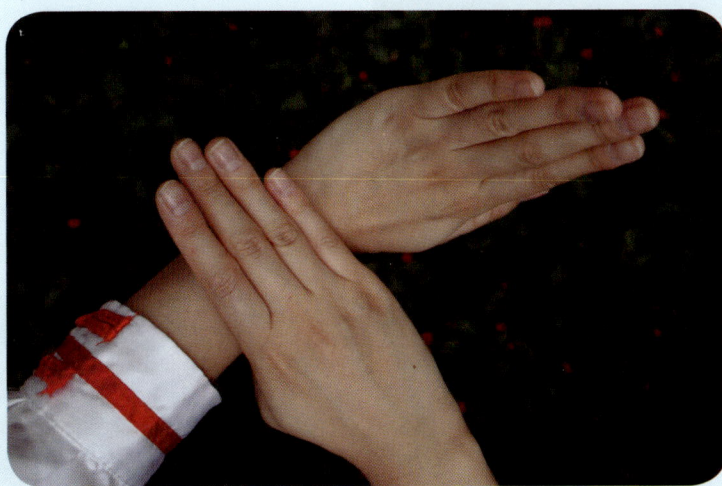

3. 定位取支沟穴

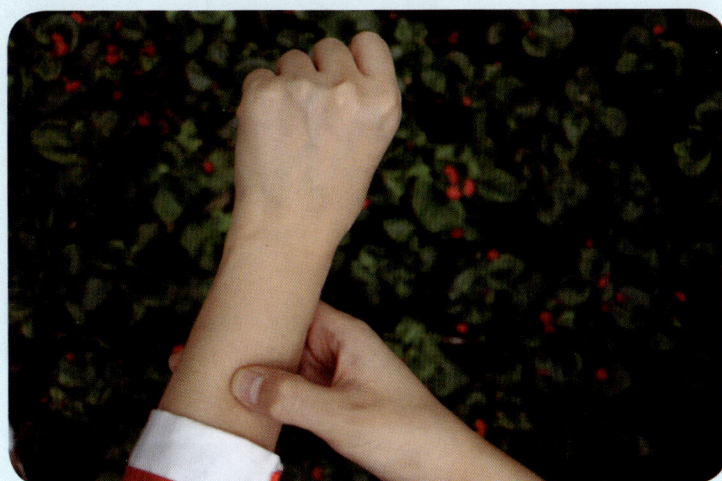

4. 揉支沟穴

图 3-6 揉列缺、支沟穴（2）

第六式：拍胆经（见图3-7）

1.伸出双手，自然放松平放，双手曲掌呈空杯状。

2.双手掌轻拍双髋外侧，向下沿大腿外侧出膝腓侧下行腓骨头前，直下至腓骨下端，下出外踝，来回拍三次，速度均匀。

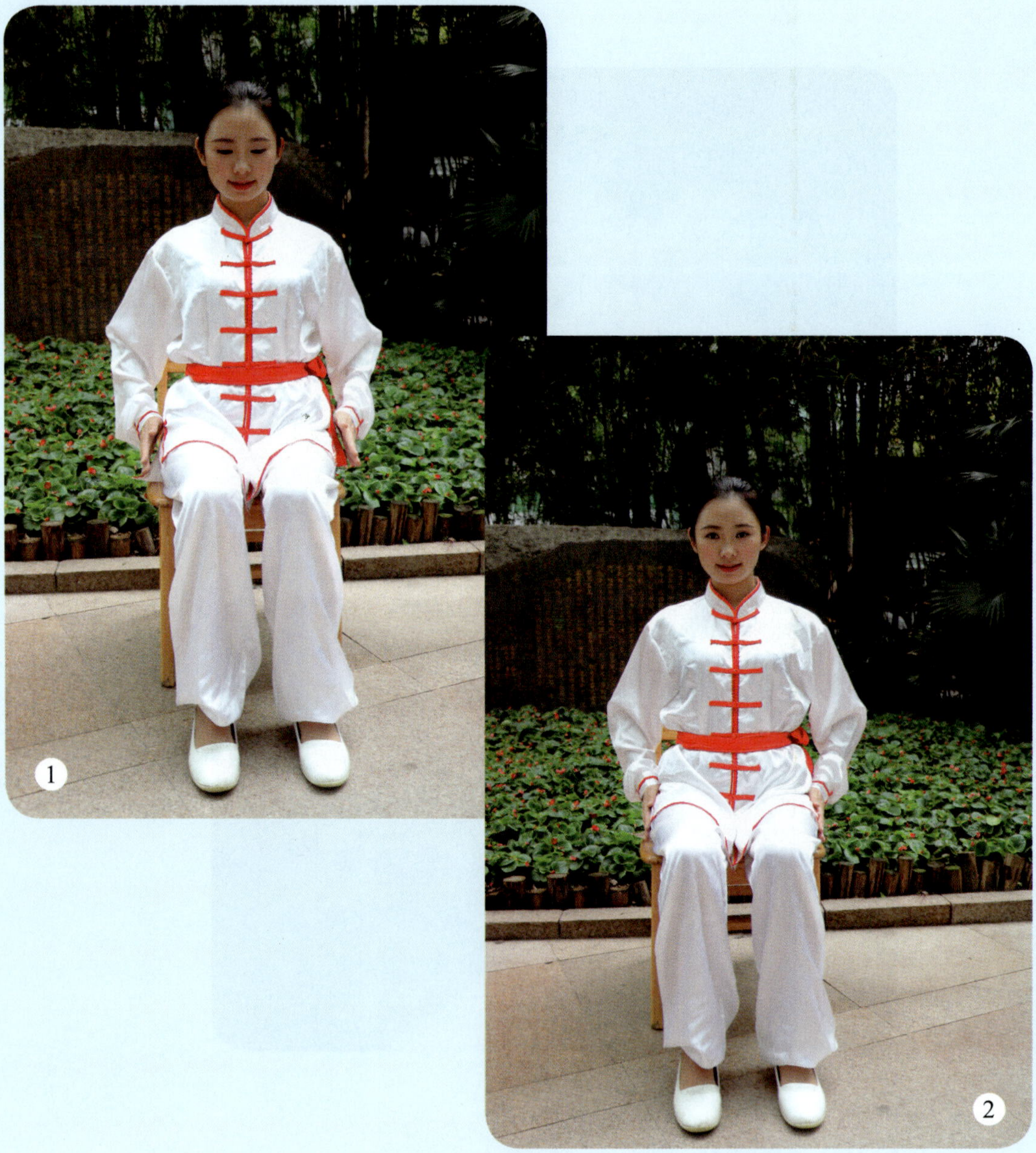

图3-7　拍胆经（1）

图 3-7　拍胆经（2）

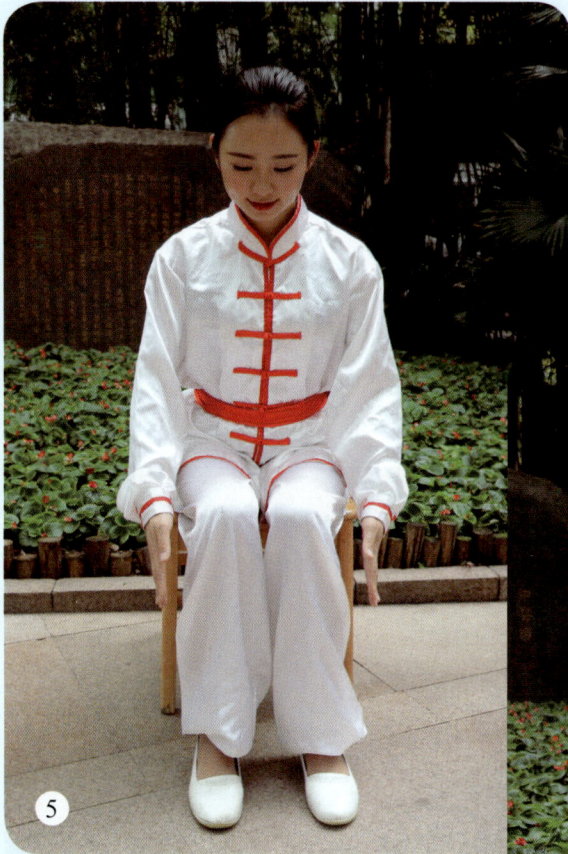

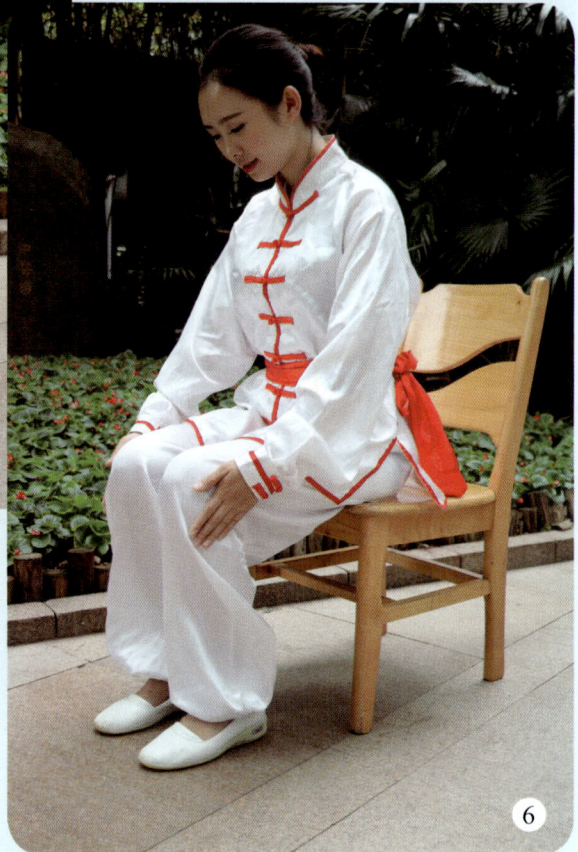

图 3-7 拍胆经（3）

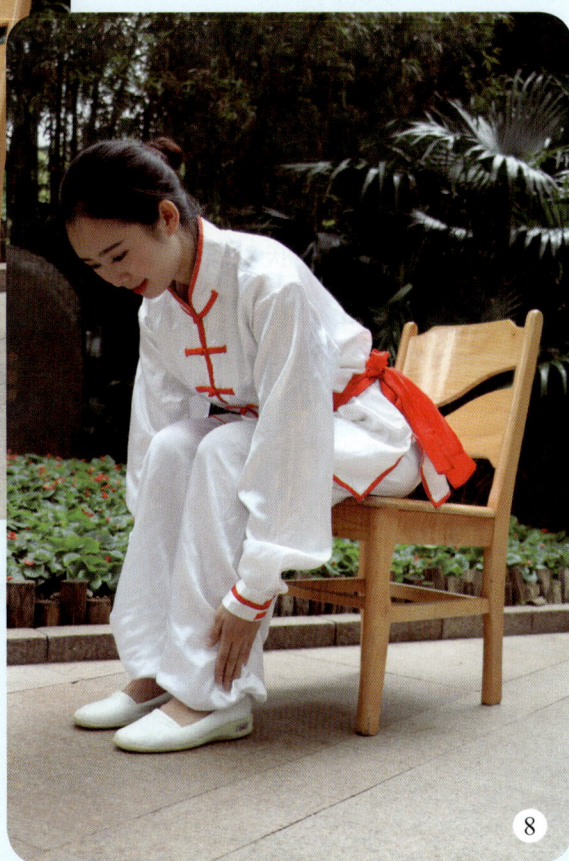

图 3-7　拍胆经（4）

四、注意事项

1. 时间及频次：拍打时间以晨起空腹时为佳，每日一次。

2. 力度：拍打必须具备一定的力量，用力不可生硬粗暴或用蛮力，以不引起疼痛为宜，要求保持动作和力量的连贯性，不能断断续续，拍打手法轻而不浮，重而不滞，变换动作要自然，以每秒拍打两下的速度进行，这样更能有效地刺激经络穴位。

3. 适用人群：脾胃不调者、食欲不振者、长期便秘者、失眠者。

4. 不适用人群：严重糖尿病、昏迷、急性创伤、严重感染者；皮肤外伤，或皮肤有明显炎症、红肿、渗液、溃烂者；新发生的骨折、扭伤局部；原因不明的肿块及恶性肿瘤部位；严重出血倾向的疾病，如血小板减少、白血病、过敏性紫癜等；对疼痛过敏者；妇女妊娠期、月经期禁止使用此法。

主要参考资料

[1] 刘静，周炜，吕晖，等.基于电针治疗严重功能性便秘有效性的经络变动规律探析 [J].中国针灸，2015，35（08）：785-790.

[2] 罗云坚，黄穗平.消化科专病中医临床诊治 [M].3版.北京：人民卫生出版社，2013.

糖尿病足康复操

一、简介

消渴病名最早见于《素问·奇病论》，易引起血脉瘀滞、阴损及阳的病变及多种并发症。糖尿病足又称糖尿病肢端坏疽，是糖尿病常见并发症之一。患者气虚阳衰寒凝，气虚不能帅血，阳衰不能温煦，寒凝则血液瘀滞不行，久之肢端坏死成脱疽。糖尿病足康复操通过经络拍打、穴位按摩等手法调理脏腑、疏通经络、改善循环，促进下肢血运，从根本上延缓糖尿病及并发症的发展。

二、养生功效

1. 健脾和胃： 脾主运化，胃主受纳。脾失健运，水谷不化，健脾可以帮助消化，减轻胃部负担，缓解脾胃之消。

2. 益肾固气： 中医理论认为肾为先天之本。糖尿病在中医被称为"消渴症"，也就是肾虚、脾热、胃热引起的消渴症状。按摩肾脏可以增强肾功能，从而缓解肾脏之消。

3. 通经活络：病从寒中来，寒从足下起，病久入络，影响气血的正常运行，导致血脉瘀滞，气血不通，拍打经络可以打通经脉气血，强身健体。

三、动作要领

预备动作（见图 4-1）

全身放松，双脚自然站立与肩同宽，两臂自然下垂，双手微贴于裤缝中线，双目微闭，深呼吸，收敛心神，待全身感觉松弛温热后，则开始作功。

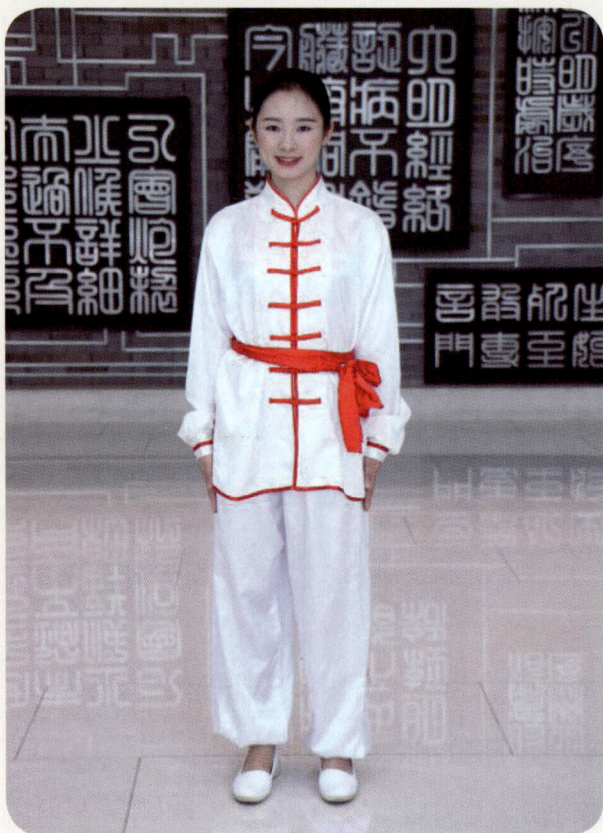

图 4-1　预备动作

第一式：固气转睛（见图 4-2）

双手握拳，置于两胁，环形按摩肝脾区，双脚十趾抓地，目视前方，逆时针顺时针各 20 次。

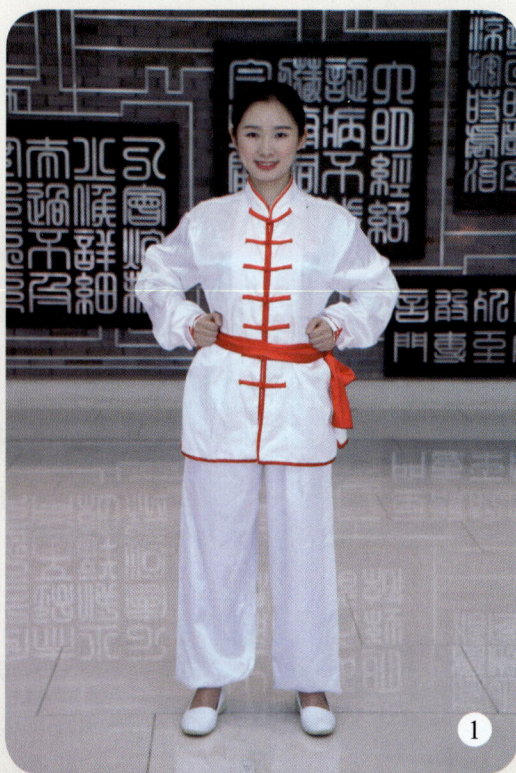

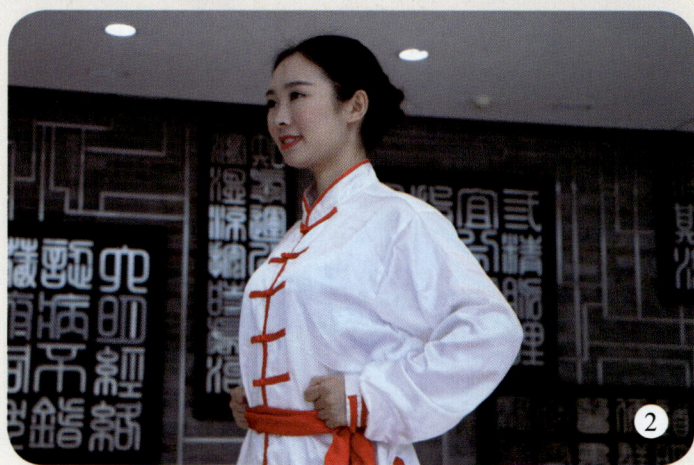

图 4-2　固气转睛

第二式：横推胰脏（见图 4-3）

双手掌由外向内推腹部胰脏体表投影区及肝区，一推一拉交替操作 20 次。

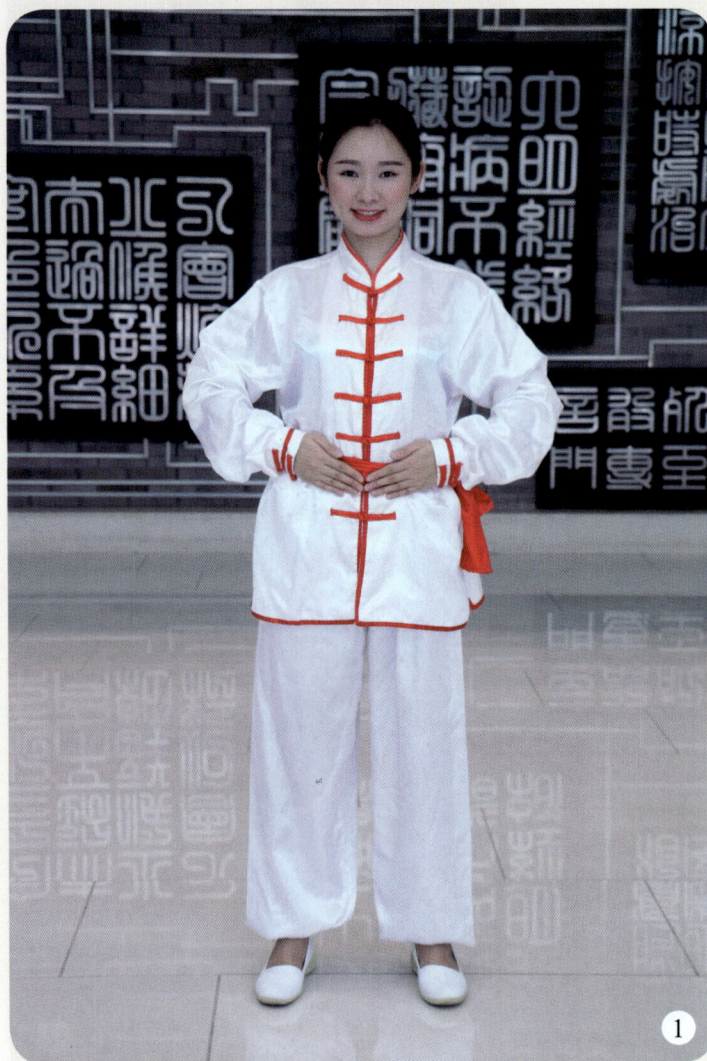

图 4-3 横推胰脏（1）

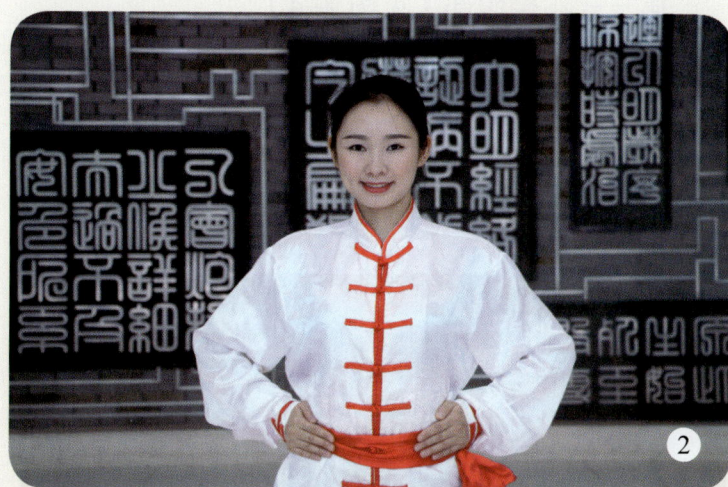

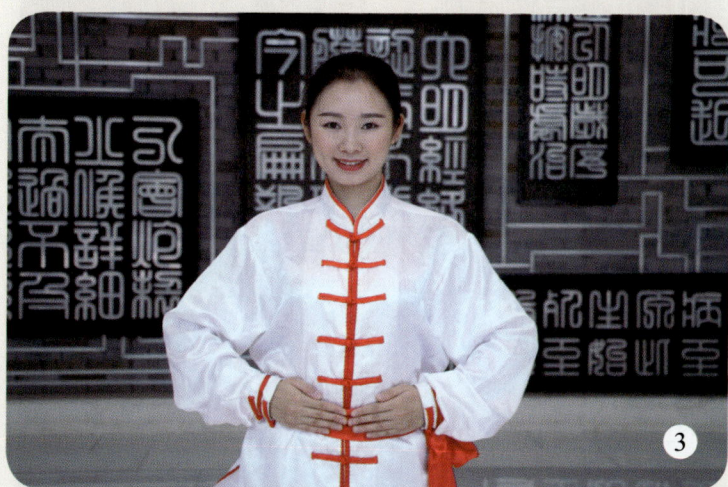

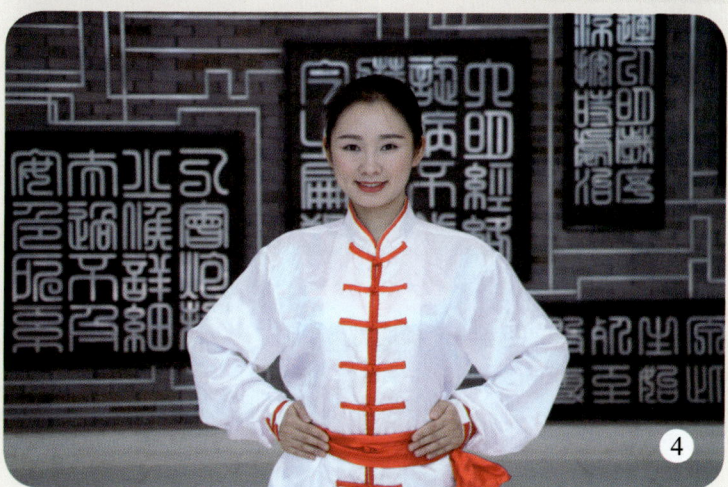

图4-3 横推胰脏（2）

第三式：揉腹部（见图 4-4）

以肚脐为中心揉腹，顺时针逆时针各按揉 20 次。

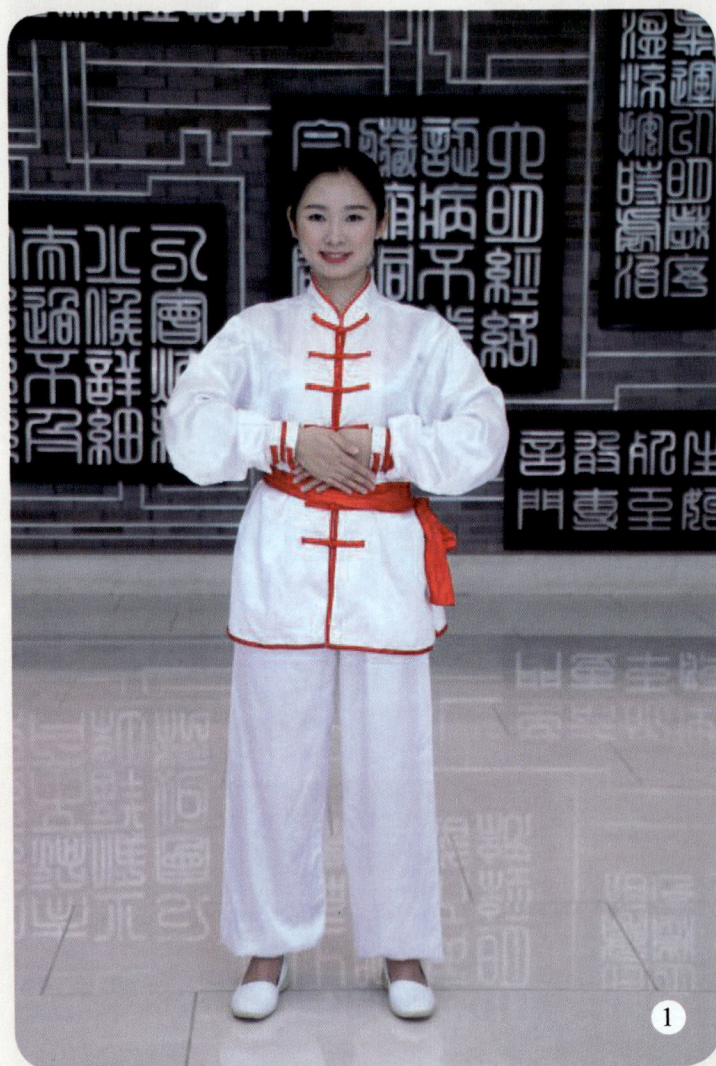

图 4-4　揉腹部（1）

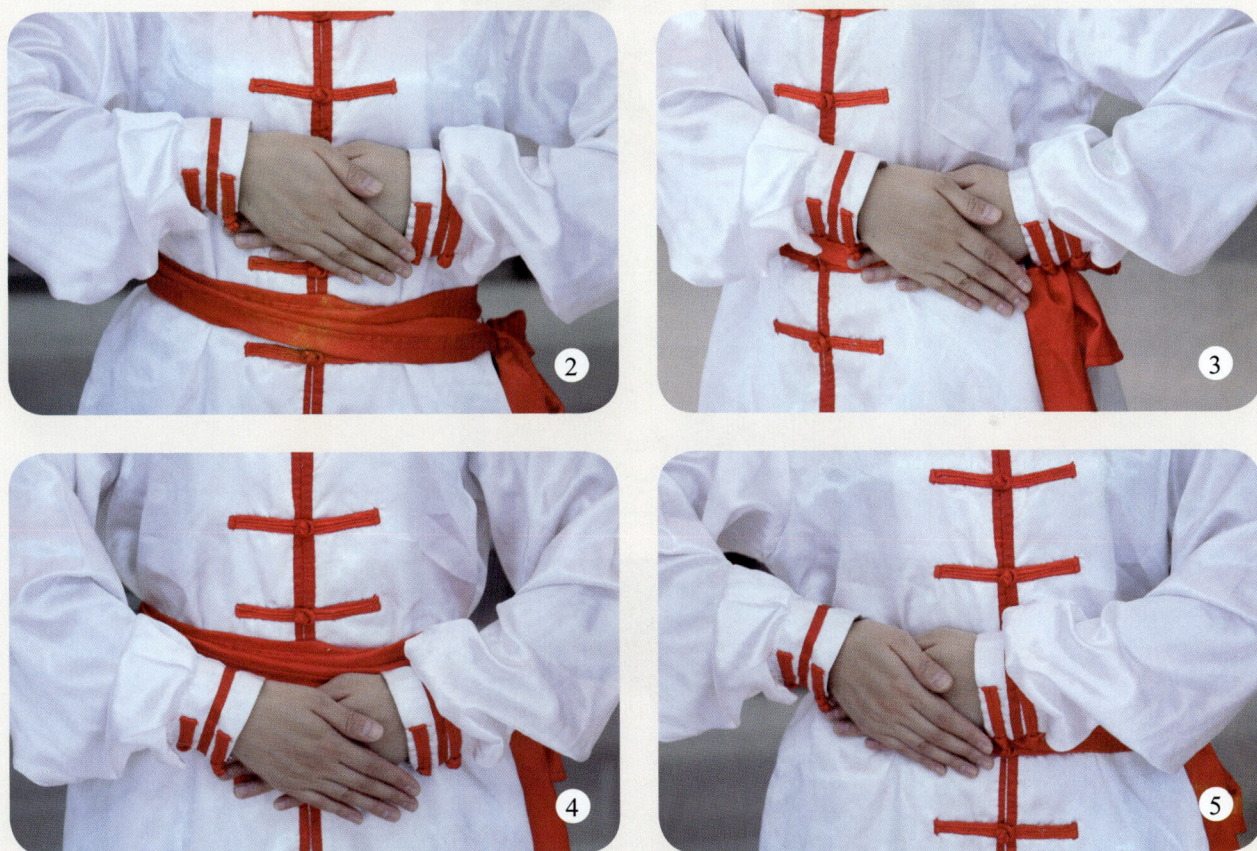

图 4-4　揉腹部（2）

第四式：按揉腰背（见图 4-5）

后腰与肚脐相对处两侧旁开两指为肾俞穴。双手握拳，以食指掌指关节由肾俞穴向上点按，至约肾俞上四横指的位置止。

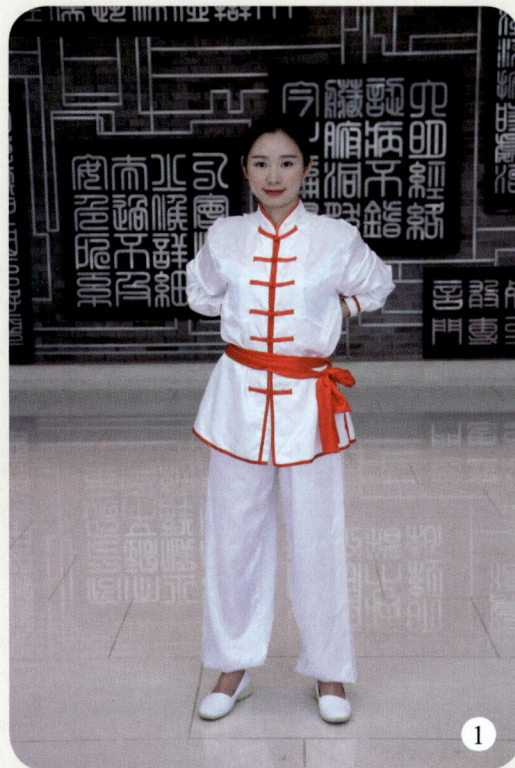

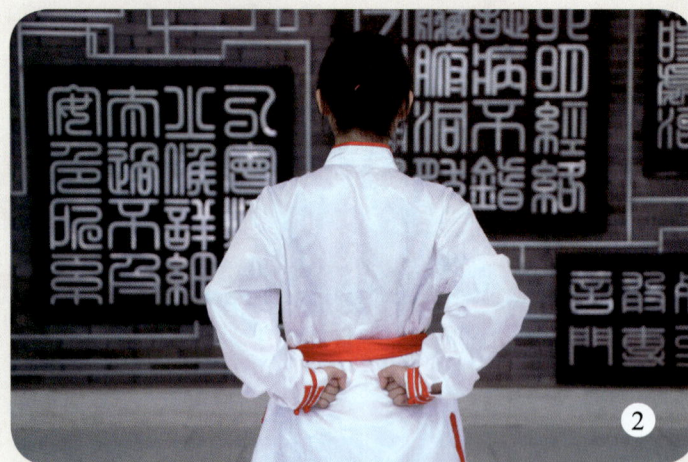

图 4-5　按揉腰背（1）

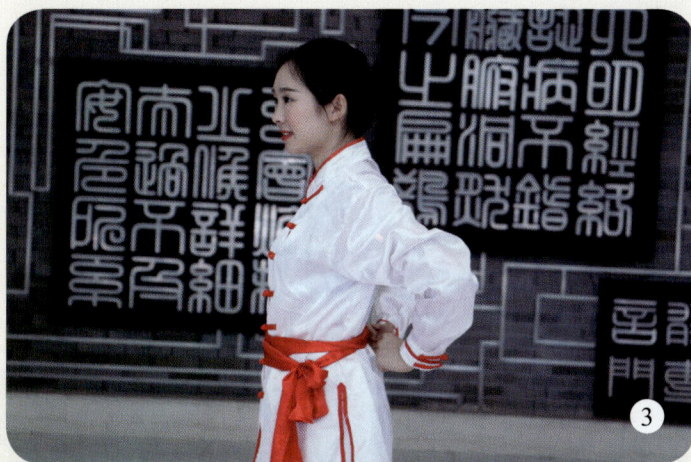

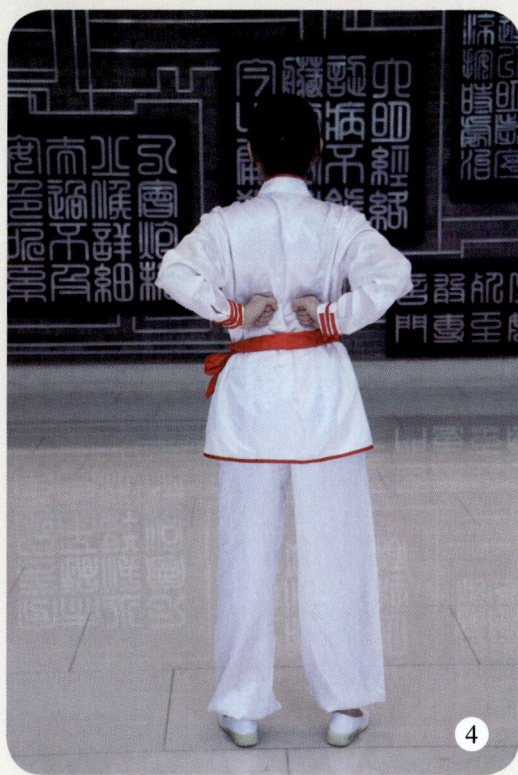

图 4-5　按揉腰背（2）

第五式：推擦腰骶（见图 4-6）

双掌由脾俞自上而下推至八髎穴 10 次。

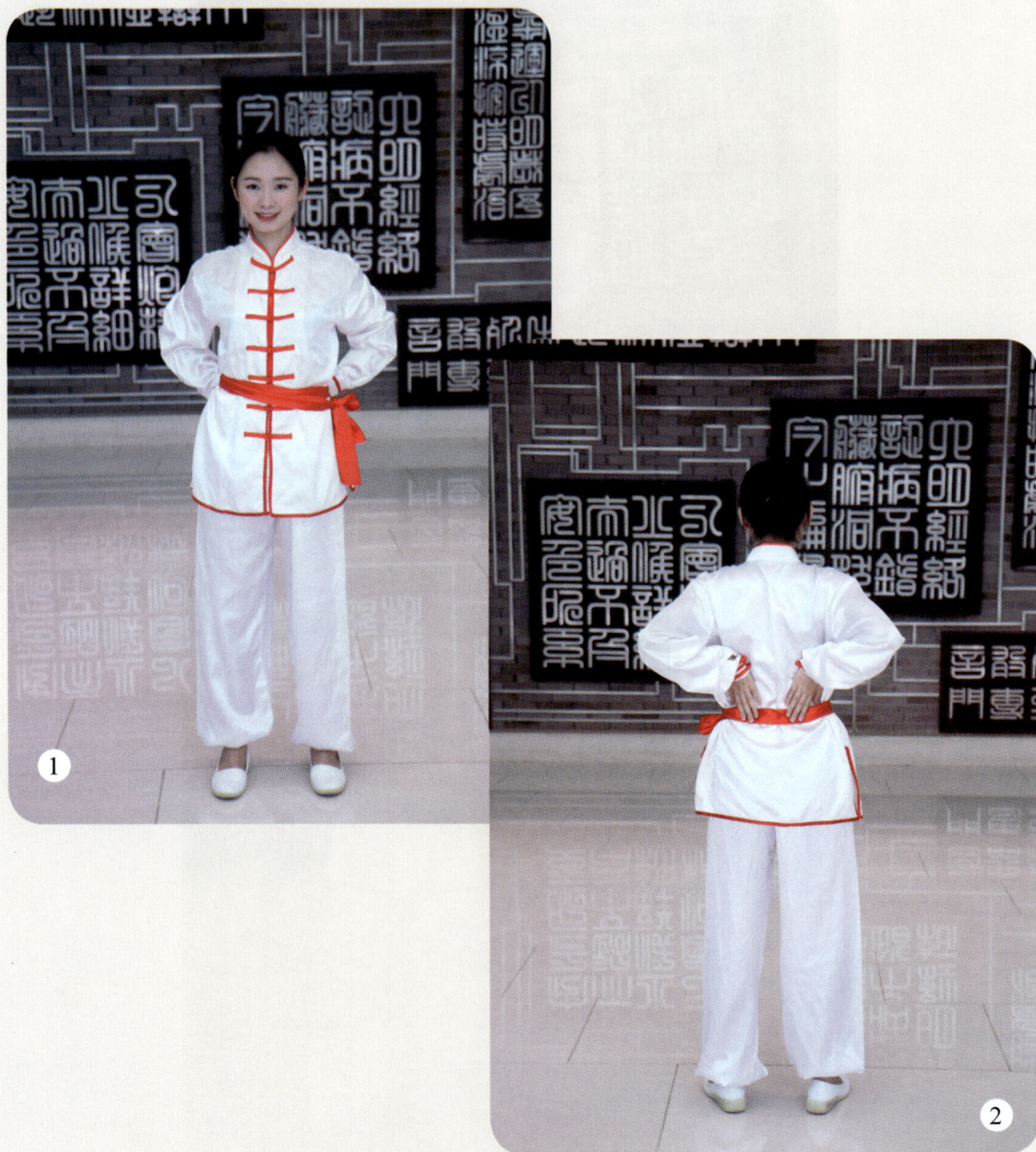

图 4-6　推擦腰骶（1）

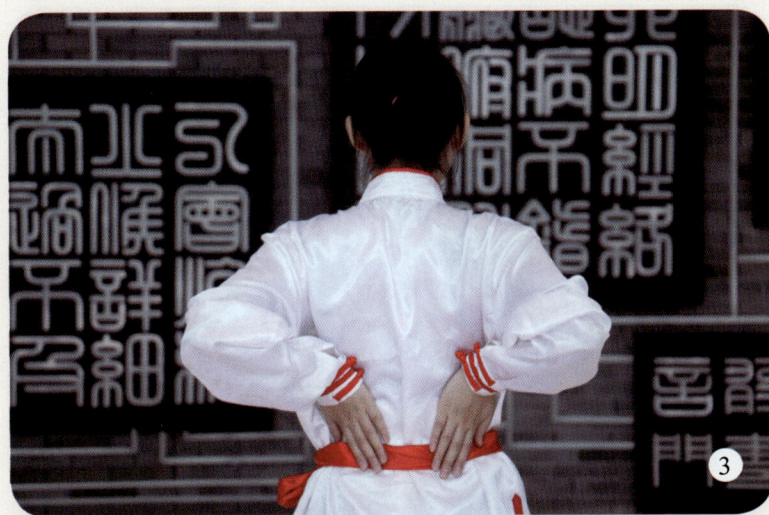

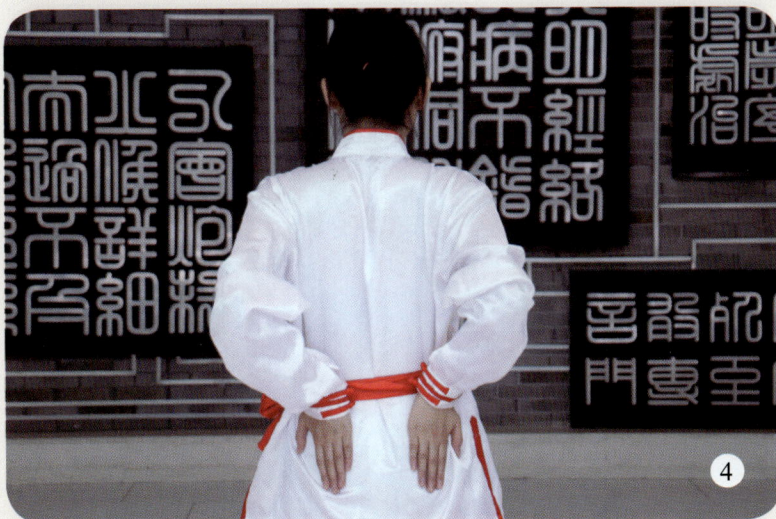

图 4-6 推擦腰骶（2）

第六式：前后拍胰（见图 4-7）

两脚分开与肩同宽，全身放松。右手掌拍打胰前区，左手掌拍打胰后区，然后双手交换位置，交替拍打，共拍 8 次。

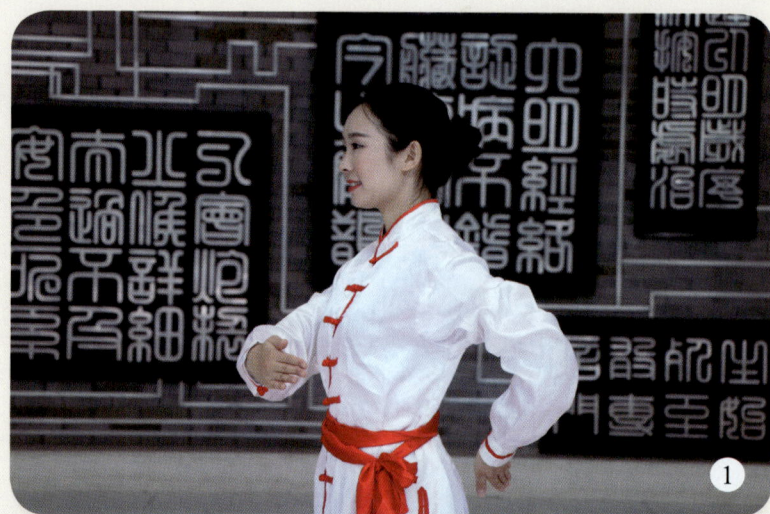

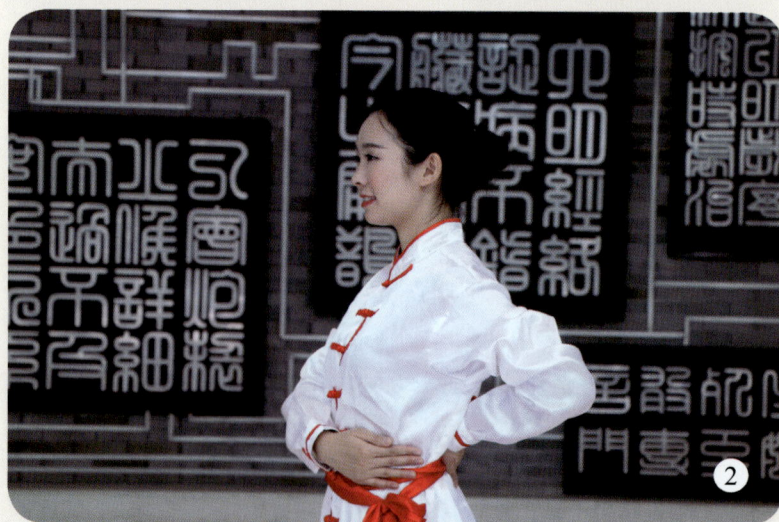

图 4-7　前后拍胰（1）

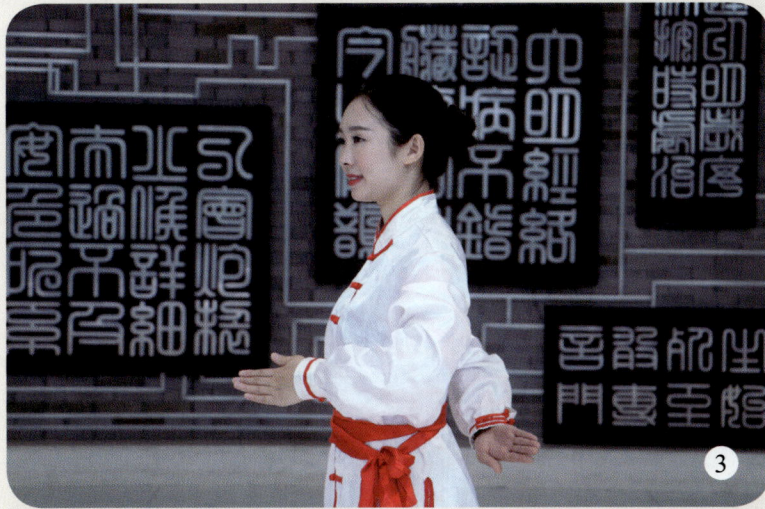

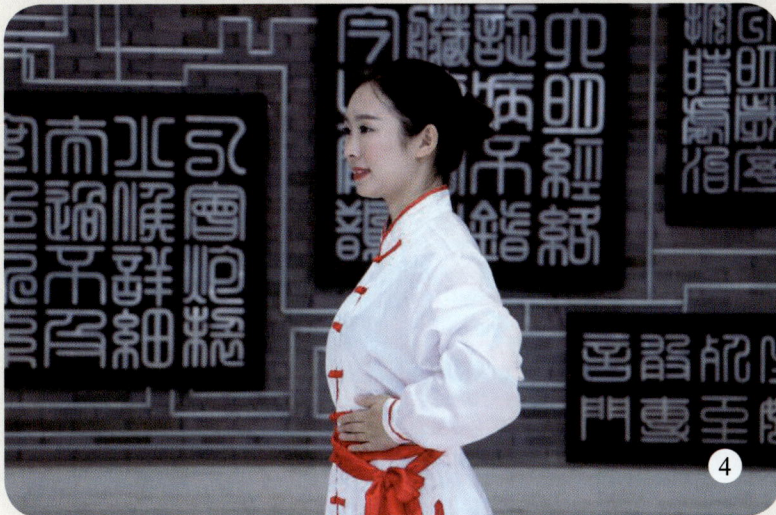

图 4-7　前后拍胰（2）

第七式：空掌拍肾（见图 4-8）

双脚分开与肩等宽，全身放松，双手握空心掌拍打后背双肾区，随节奏拍打共 16 次。

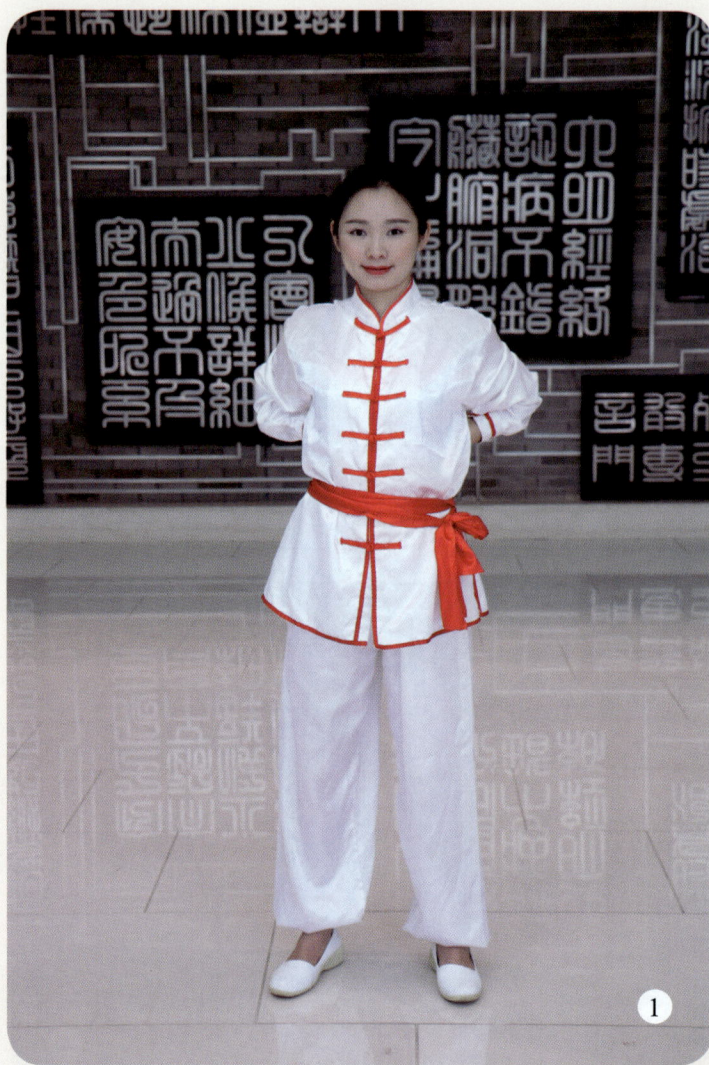

图 4-8　空掌拍肾（1）

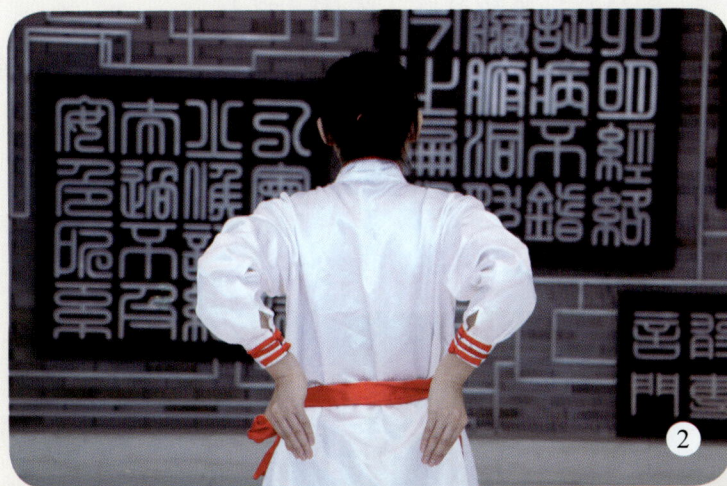

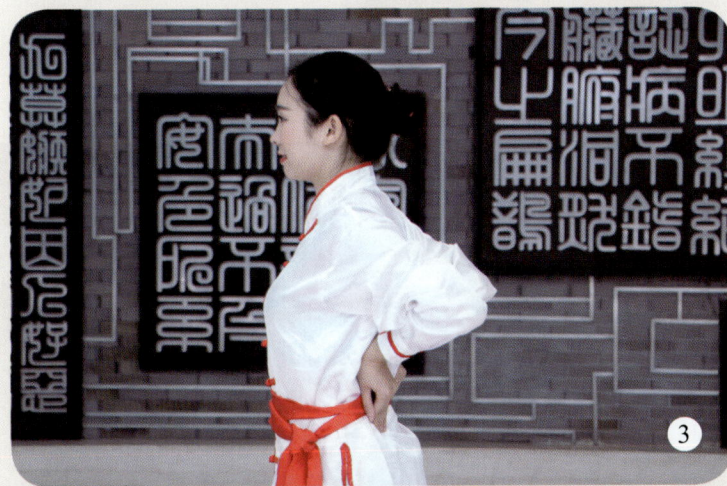

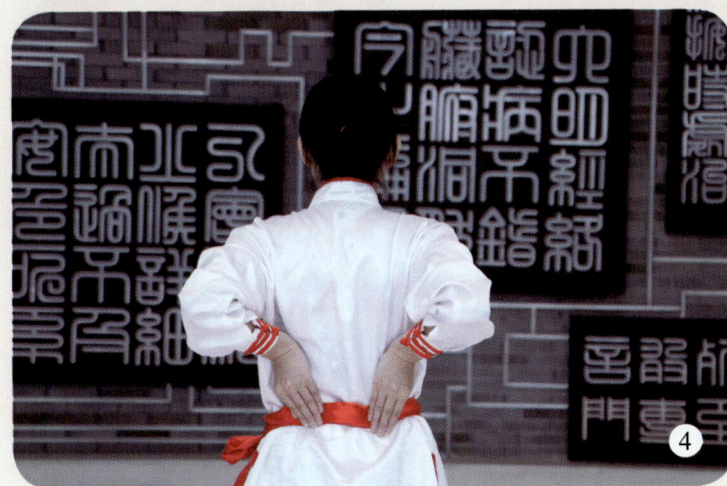

图 4-8　空掌拍肾（2）

第八式：旋转双膝（见图 4-9）

两脚并拢或稍开，双膝微曲，双手扶膝，顺时针旋转 8 次，再逆时针旋转 8 次。

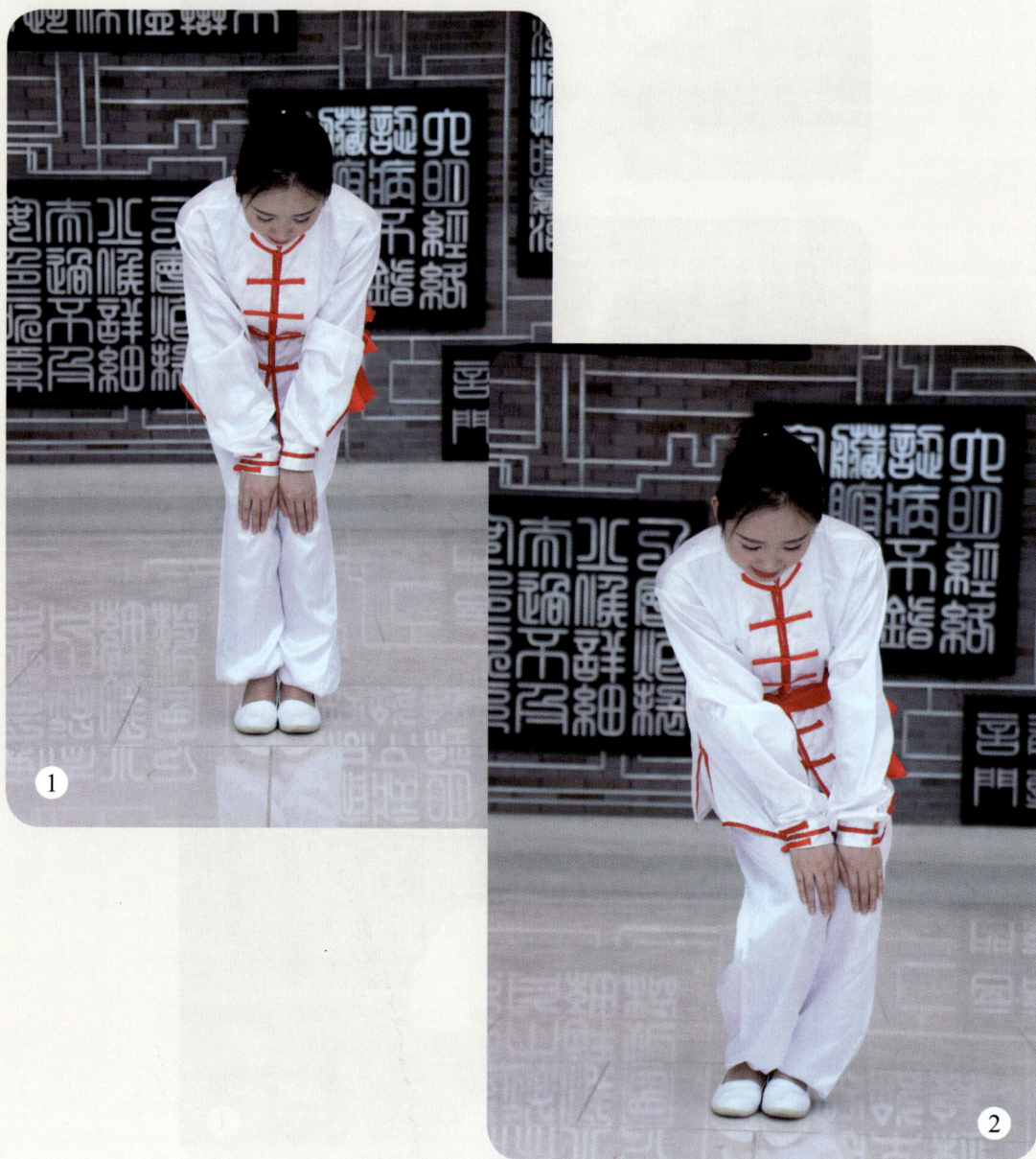

图 4-9　旋转双膝（1）

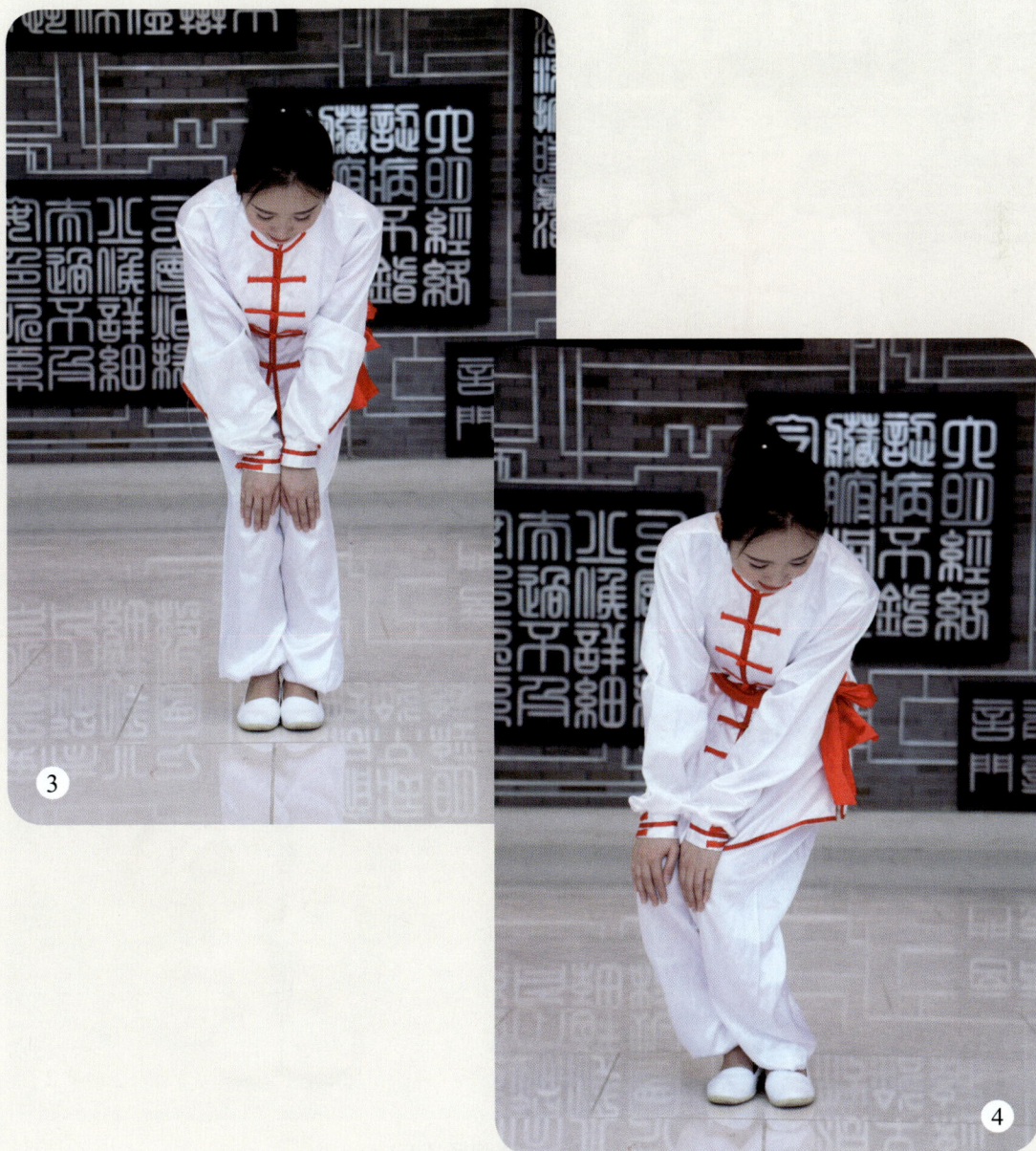

图 4-9　旋转双膝（2）

第九式：通调脾肾（见图 4-10）

揉脾经血海、地机、三阴交，揉肾经太溪穴，双手拇指沿胫骨内侧缘由阴陵泉推至太溪穴共 5 次。

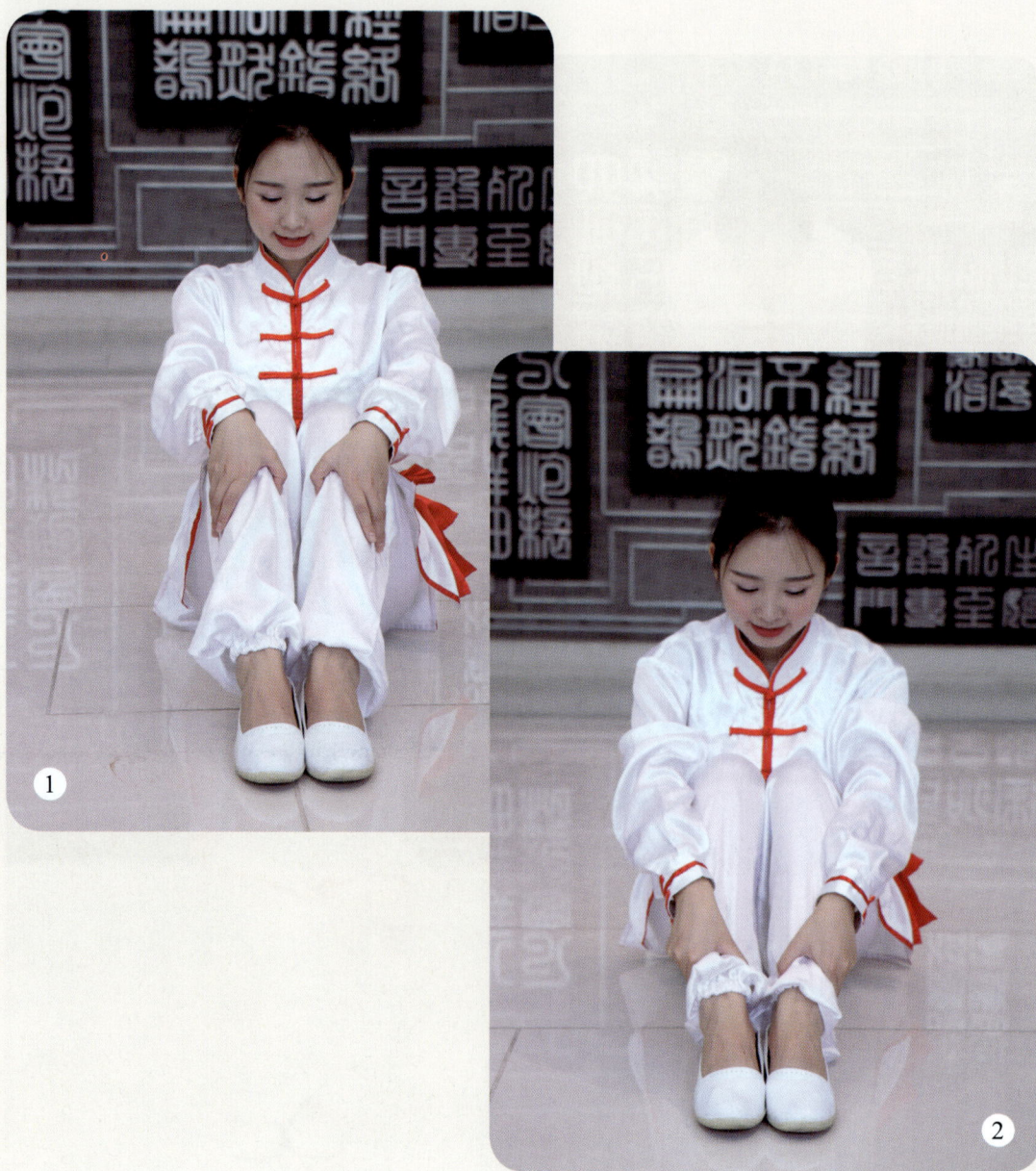

图 4-10　通调脾肾（1）

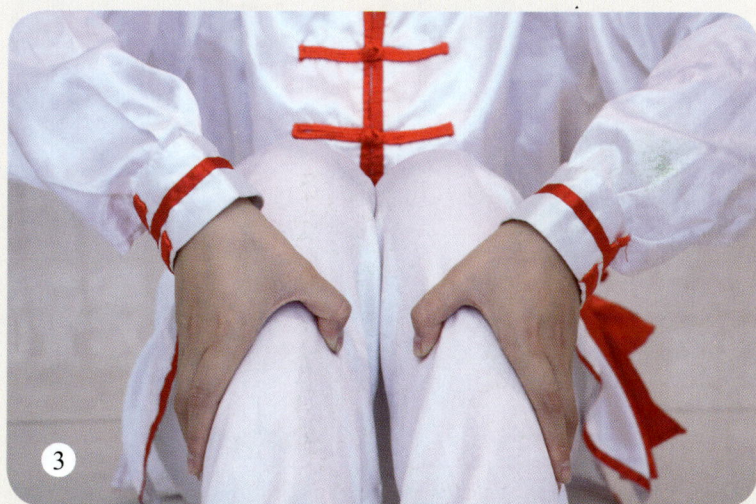

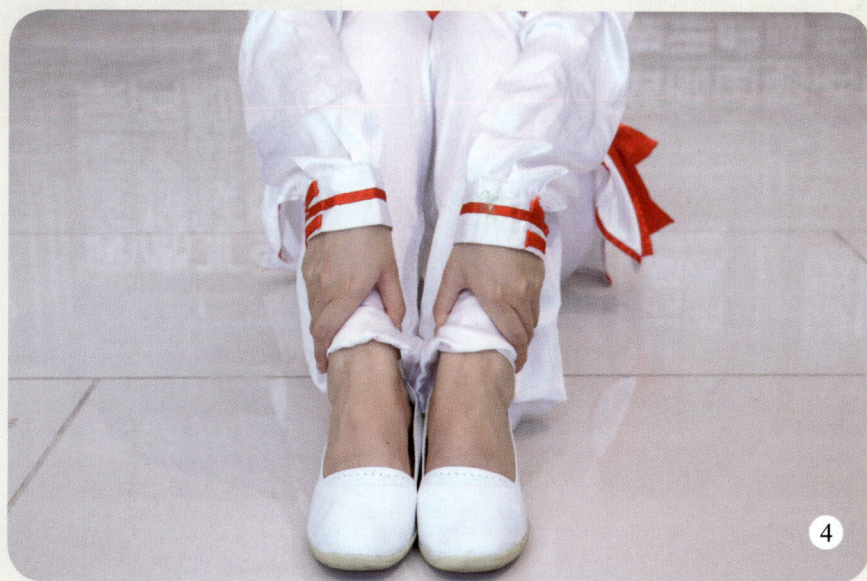

图 4-10 通调脾肾（2）

第十式：随经拍络

（见图 4-11）

双手握拳自上而下叩击小腿外侧胃经循行部位 5 次。

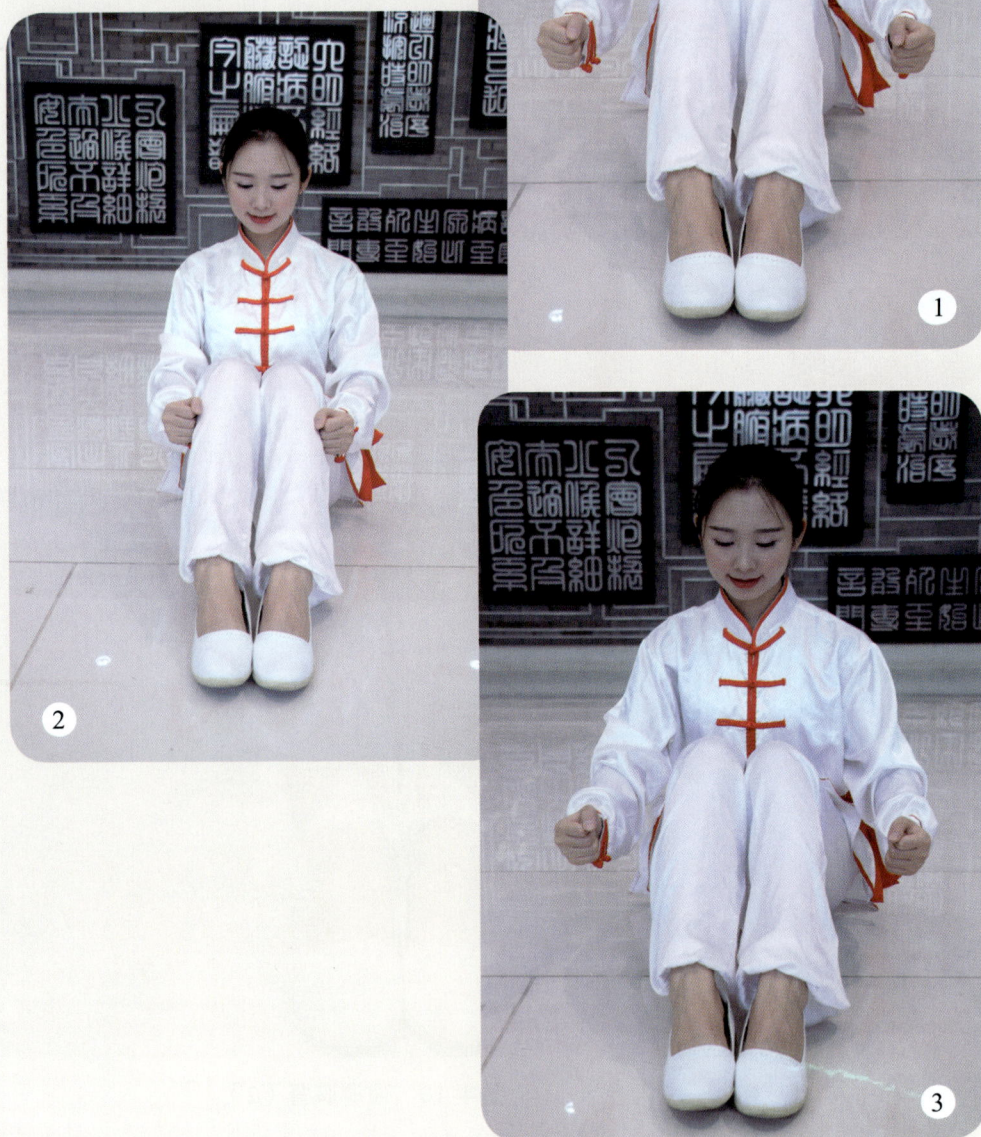

图 4-11　随经拍络（1）

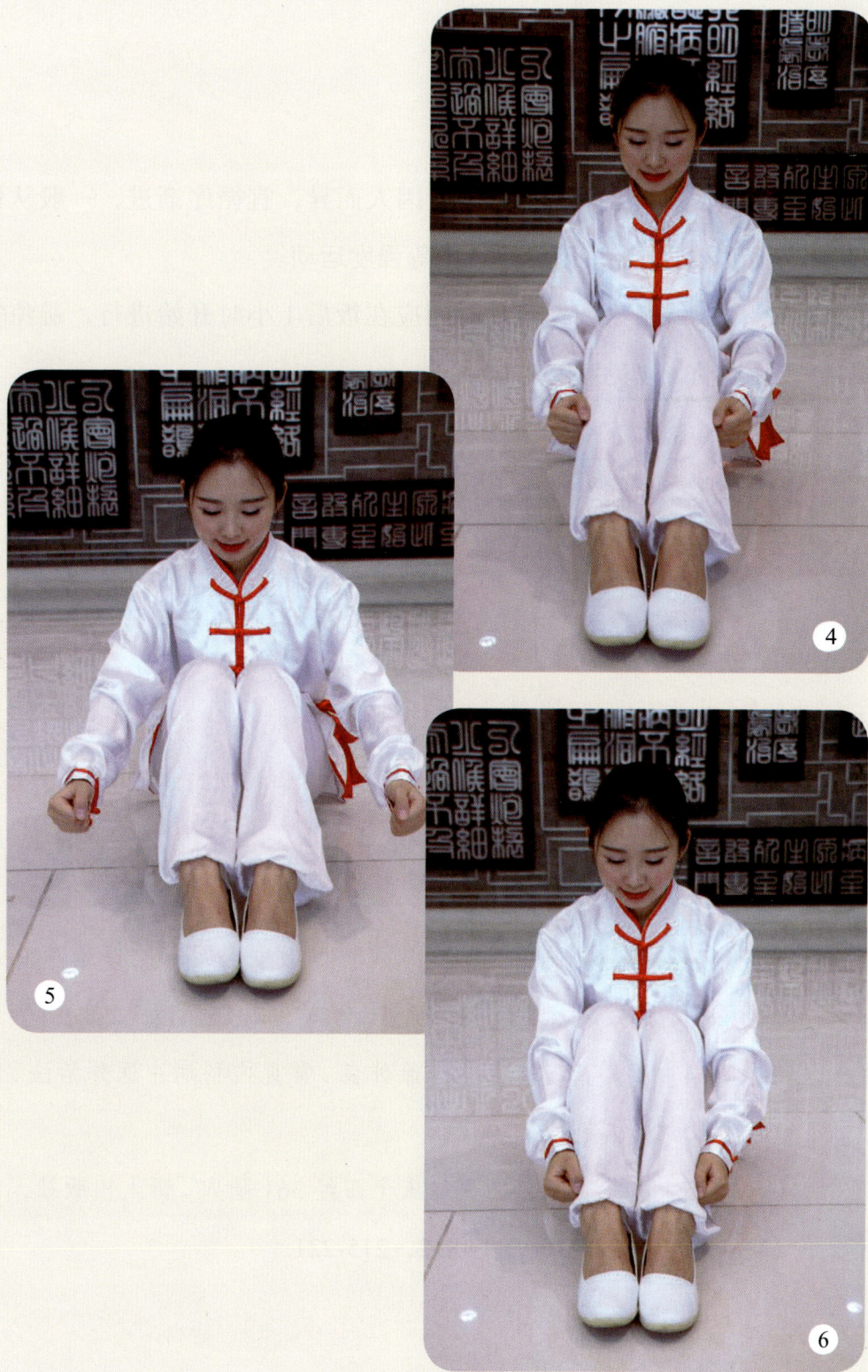

图 4-11　随经拍络（2）

四、注意事项

1. 练习强度：练习强度因人而异，宜循序渐进，一般从低强度运动开始，逐渐进入中等强度运动。

2. 练习时间：运动时间应在饭后 1 小时开始进行，避免空腹运动，以免发生低血糖。

3. 适用人群：糖尿病患者和有糖尿病家族史、糖耐量障碍的糖尿病高危人群。

主要参考资料

［1］张京慧，黄凤毛，刘新华，等.足浴按摩治疗 60 例糖尿病周围神经病变的疗效观察［J］.中华护理杂志，2007,42（7）.

［2］清·李时珍.本草纲目［M］.北京：人民卫生出版社，2005.

［3］谌静，陈盛业［A］.穴位贴敷联合足部按摩治疗 0 级糖尿病足疗效观察.辽宁中医药大学学，2016，18（2）.

［4］蒋沁蓓，徐三文，涂仲良.常见内科病中医外治法.科技技术文献出版社，2007.

［5］潘隆森彩色图说临床十四经 361 腧穴.昭人出版社，台中，1989：828-830，809-812，215-221.

☯ 温肾保健操

一、简介

中医理论认为"肾主藏精，肾主水，肾主纳气"[1]。十二经脉里足太阳膀胱经与足少阴肾经相互属络，构成肾与膀胱、心、肝、脾、肺的表里关系。肾气封藏则精气盈满，人体生机旺盛，若肾气封藏失职，则会出现滑精、喘息、遗尿，甚则小便失禁、多汗、大便滑脱不禁及女子带下、崩漏、滑胎等。温肾保健操由预备功、正气功、摩耳功、健脾功、补肾功、固肾功、膀胱功、气血功、收功组成，配合提肛训练[2]，能够增强盆底肌肉的力量，从而起到温肾固肾、燮理阴阳、调整脏腑功能、疏通经络、行气活血、纳清腐浊、改善盆底肌肉的作用，同时还能增强自我对二便的控制能力。

二、养生功效

1.温肾固肾：若肾气封藏失职，则会出现滑精、喘息、遗尿，甚则小便失禁、多汗、大便滑脱不禁及女子带下、崩漏、滑胎等症状，温肾固肾功可加强肾主封藏作用。

2. 燮理阴阳：中医理论认为"阳病治阴，阴病治阳"[3]。肾气封藏失职时会导致阴阳失衡，温肾保健操属于养生操，遵循自然界阴阳的变化规律来调理人体之阴阳。

3. 纳清腐浊：中医理论认为，人体的腹部是"五脏六腑之宫城，阴阳气血之发源"，正所谓脾胃为人体后天之本，胃所受纳的水谷精微，可以维持人体正常的生理功能。而脾胃是人体气机升降的枢纽，只有做到升清降浊，才有利于我们的身体健康。健脾功亦有此效。

4. 疏通经络：足太阳膀胱经与足少阴肾经相互属络构成膀胱与肾、心、肝、脾、肺相表里关系。而膀胱功加强了它们的表里关系。

5. 行气活血：肾气不足时生血不足，宜补气为主，正气功、气血功则有行气补气之功效。

6. 调理精气：精能化气，气能生精，气还能摄精，温肾十步功促进了精与气之间的关系。

7. 调理二便：温肾十步功配合提肛训练，增加盆底肌肉的力量，可以预防与改善各类尿失禁，以及改善盆底肌肉控制二便的情况。

三、动作要领

第一步：预备功（见图 5-1）

1. 双脚与肩同宽，手臂自然下垂于身体两侧，全身放松，吸气，收缩肛门肌肉 3 秒，呼气，放松肛门肌肉 3 秒。

2. 然后闭目放松 3 秒。

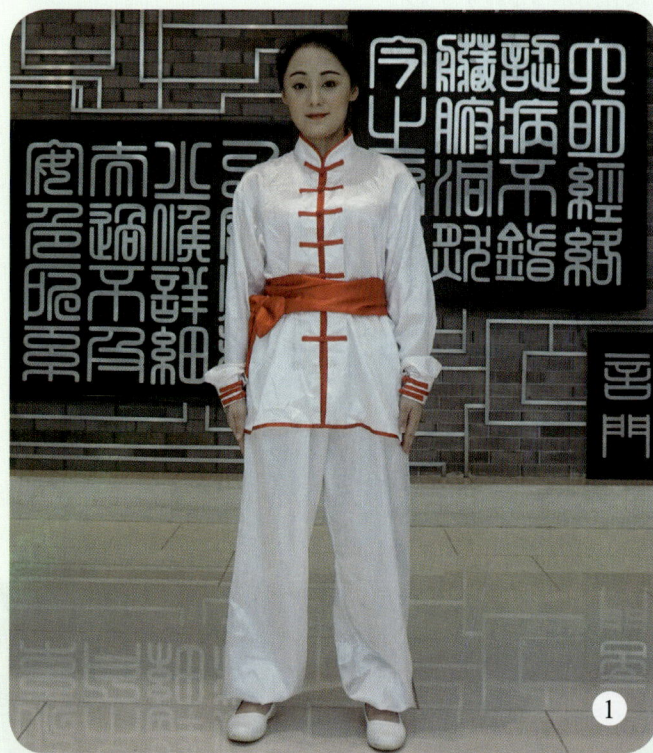

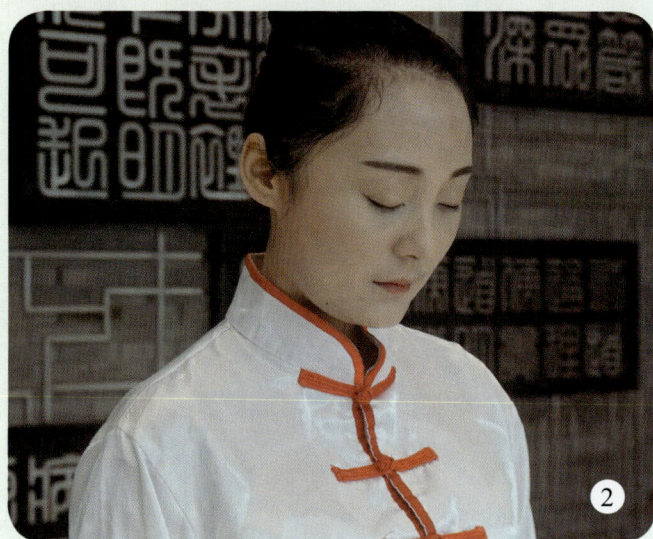

图 5-1 预备功

第二步：正气功（见图 5-2）

1. 双脚与肩同宽，两臂自身侧上举过头，跷起右脚，吸气，收缩肛门肌肉 3 秒。两臂自身侧下落，脚跟亦随之放下，呼气，放松肛门肌肉 3 秒。

2. 两臂自身侧上举过头，跷起左脚，吸气，收缩肛门肌肉 3 秒。两臂自身侧下落，脚跟亦随之放下，呼气，放松肛门肌肉 3 秒。还原。

3. 如此反复共 2 次。

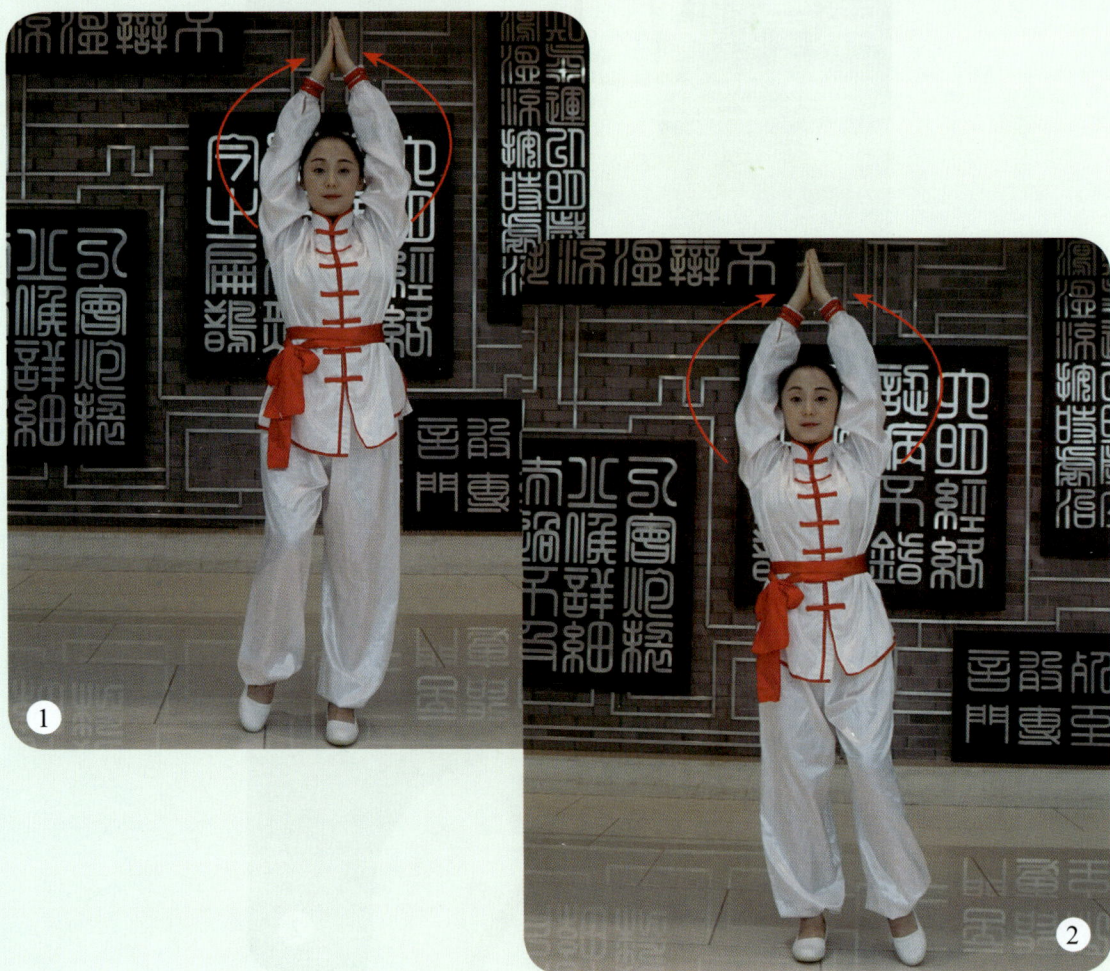

图 5-2　正气功

第三步：摩耳功（见图 5-3）

1. 双脚与肩同宽，双手拇指、食指循耳廓自上而下按摩 10 次（拇指在耳廓后、食指在前），按摩耳垂 10 次，以耳部发热为好。还原。

2. 如此反复共 10 次。

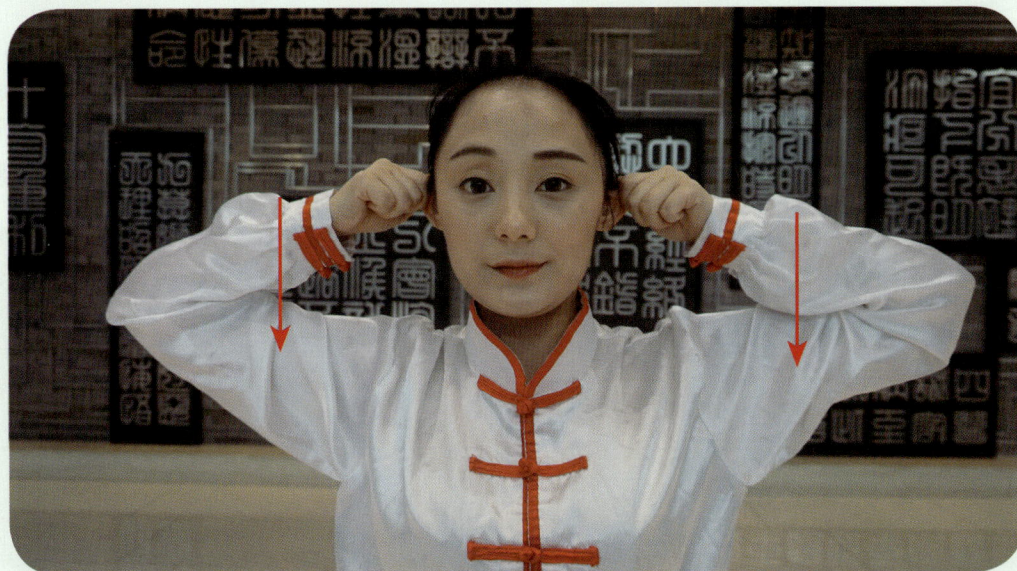

图 5-3　摩耳功

第四步：健脾功（见图 5-4）

1.双脚与肩同宽，用两手手掌和掌根自脐部开始，顺时针从升结肠、横结肠、降结肠、乙状结肠部位做按揉法。还原。

2.如此反复共 5 次。

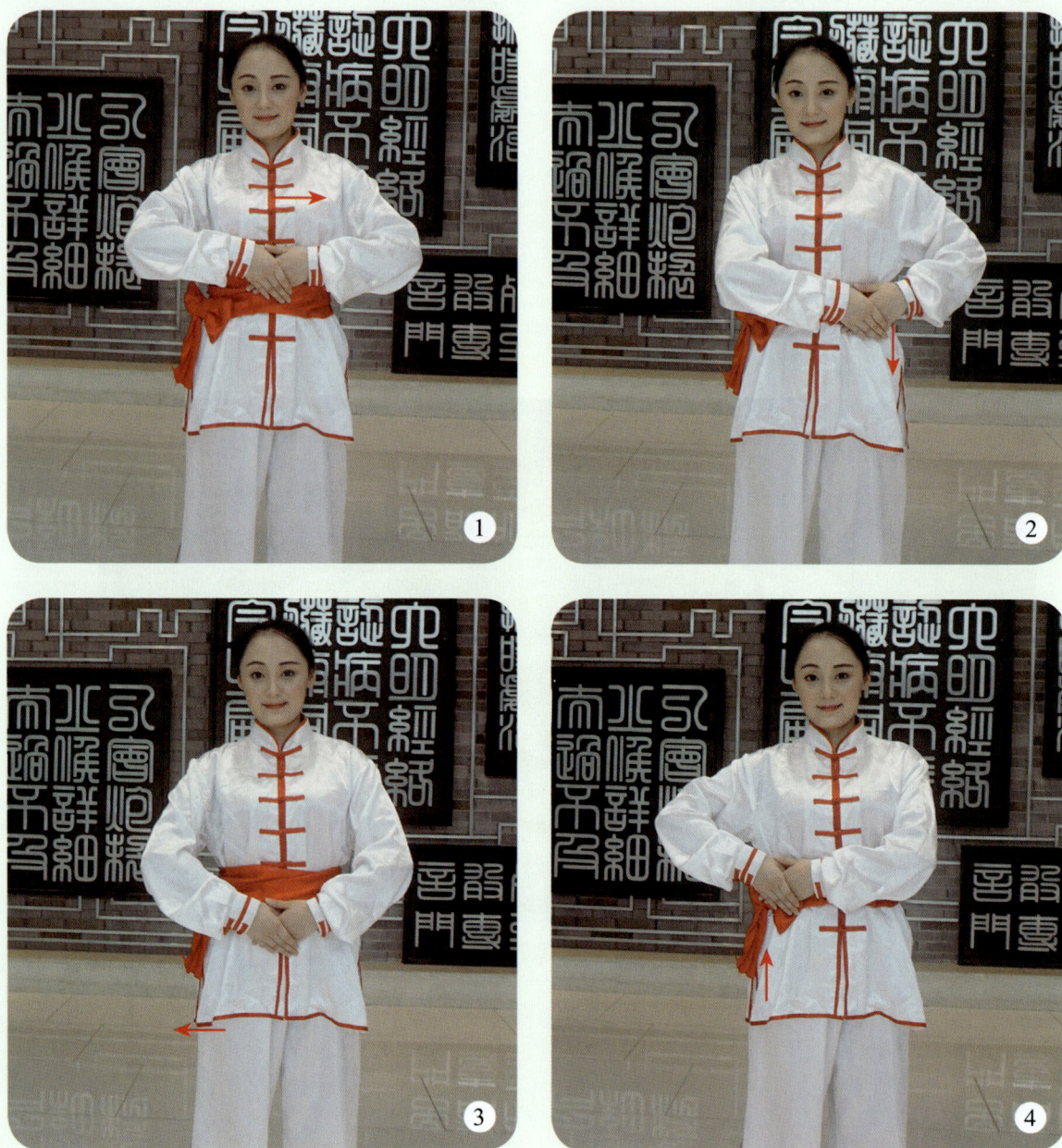

图 5-4　健脾功

第五步：补肾功（见图5-5）

1.双脚与肩同宽，双手半握拳。当腰向右转动时，吸气，收缩肛门肌肉3秒，并带动左上肢的手掌向右腹部拍打，同时右上肢及手掌向左腰部拍打。

2.当腰向左转动时，呼气，放松肛门肌肉3秒，并带动右上肢的手掌向左腹部拍打，同时左上肢及手掌向右腰部拍打。还原。

3.如此反复共10次。

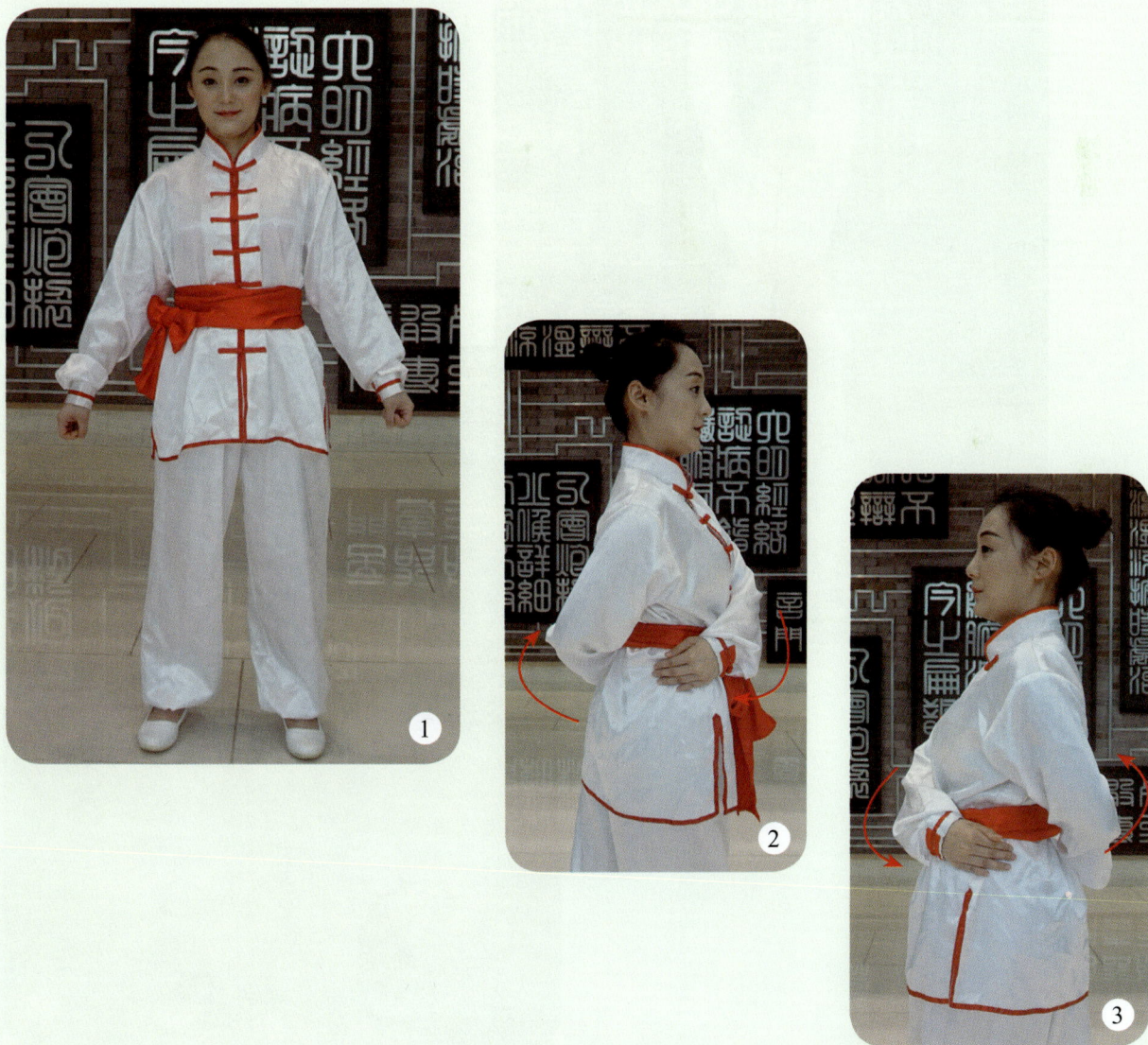

图5-5 补肾功

第六步：固肾功（见图 5-6）

1. 双脚与肩同宽，两手放松，两手及头部缓慢向上，同时吸气，收缩肛门肌肉 3 秒，呼气，将两手缓慢降至两脚尖，同时放松肛门肌肉 3 秒。还原。

2. 如此反复共 2 次。

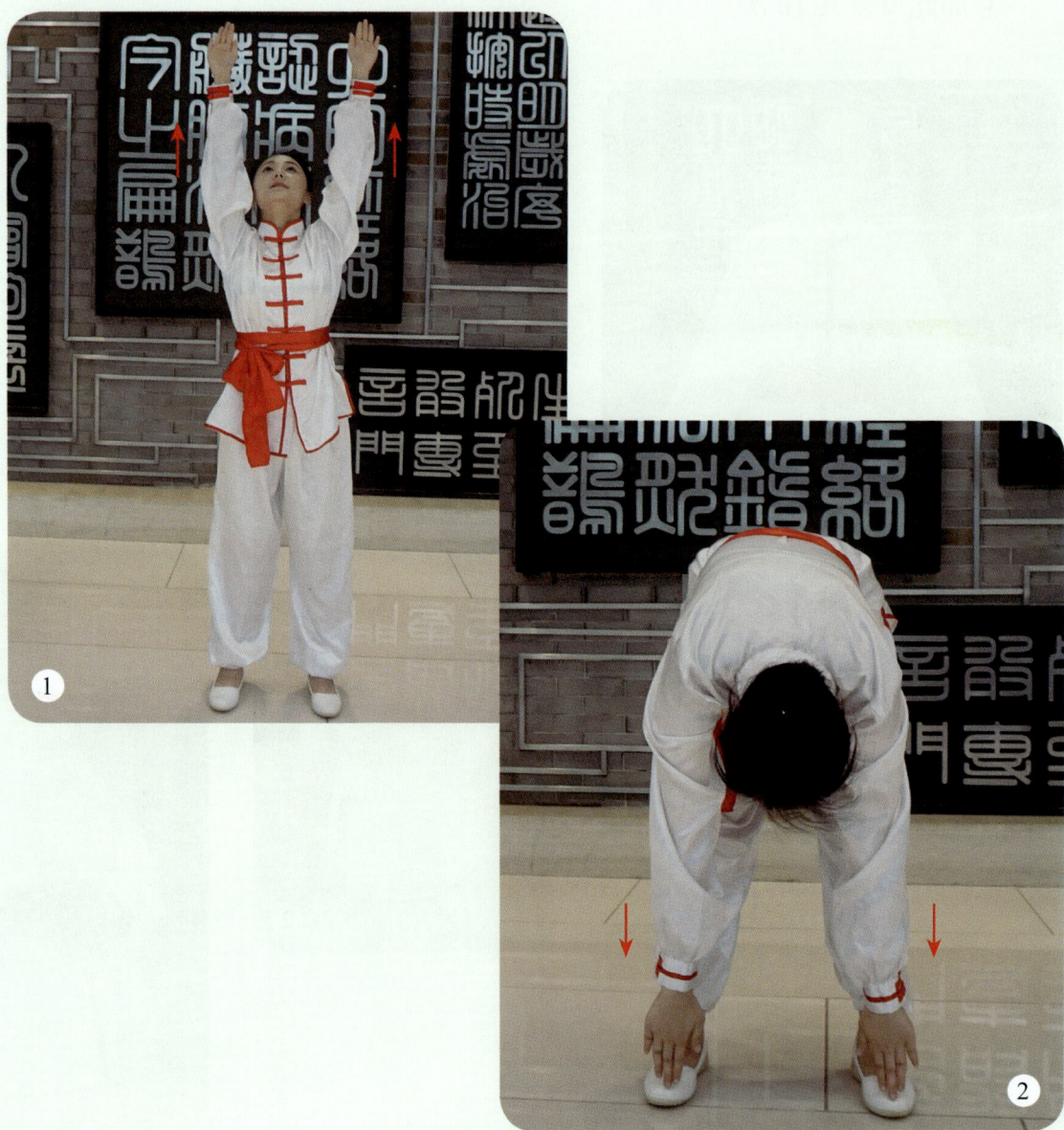

图 5-6 固肾功

第七步：膀胱功（见图 5-7）

1. 双脚与肩同宽，双手握拳放于脊柱旁，踮起脚尖，吸气，收缩肛门肌肉 3 秒，同时从上往下轻轻捶打至腰骶部，呼气，放松脚部及放松肛门肌肉 3 秒。还原。

2. 如此反复共 2 次。

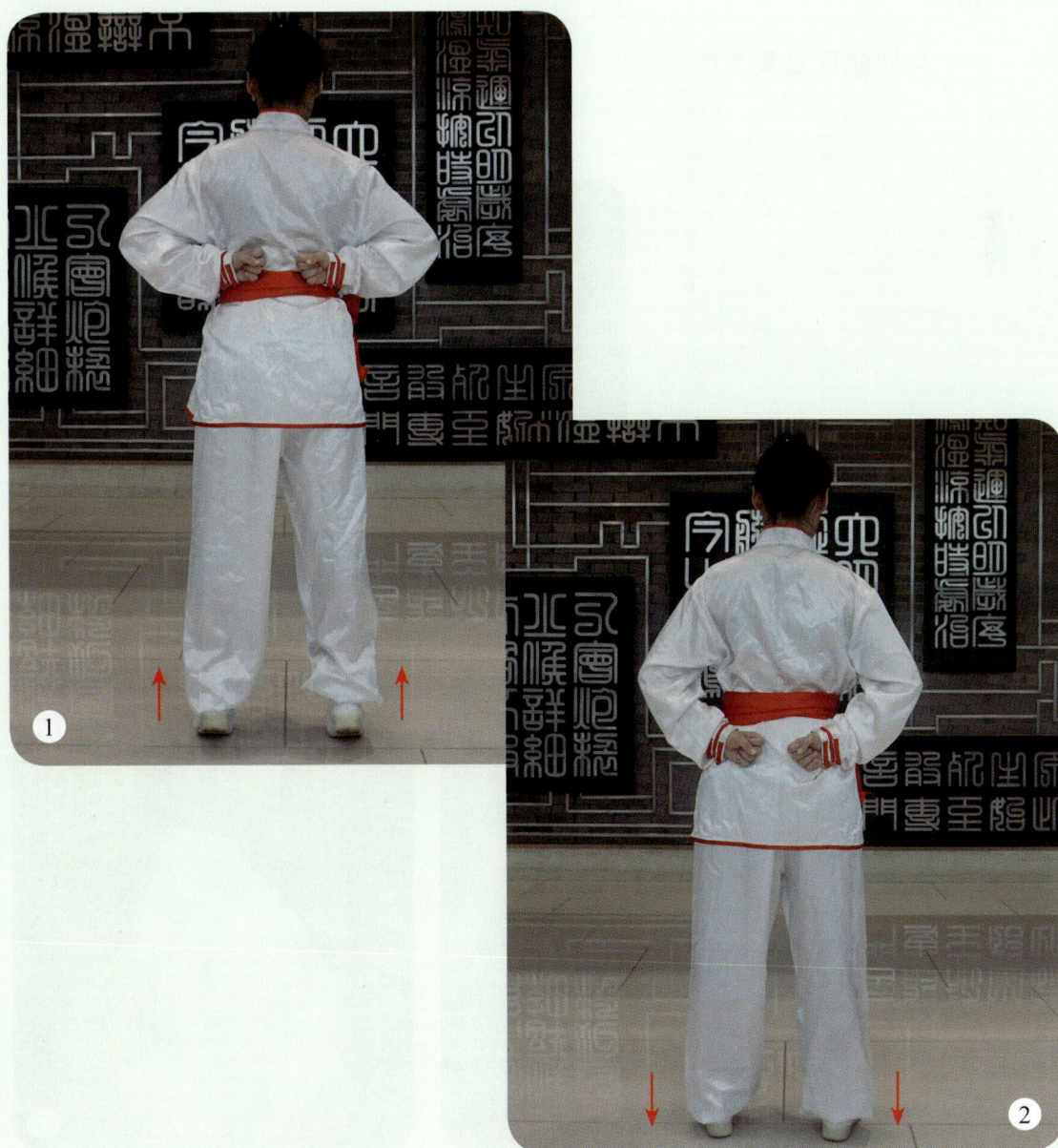

图 5-7　膀胱功

第八步：气血功（见图 5-8）

1. 双脚与肩同宽，两手放松，放入肩胛骨处闭拢，调息，吸气时用腰部带动身体向左侧旋转约 90°，保持下身尽量不动，同时收缩肛门肌肉 3 秒；呼气时由腰部带动身体还原，同时放松肛门肌肉 3 秒。

2. 吸气时腰部带动身体向右侧旋转约 90°，保持下身尽量不动，同时收缩肛门肌肉 3 秒；呼气时由腰部带动身体还原，同时放松肛门肌肉 3 秒。还原。

3. 如此反复共 2 次。

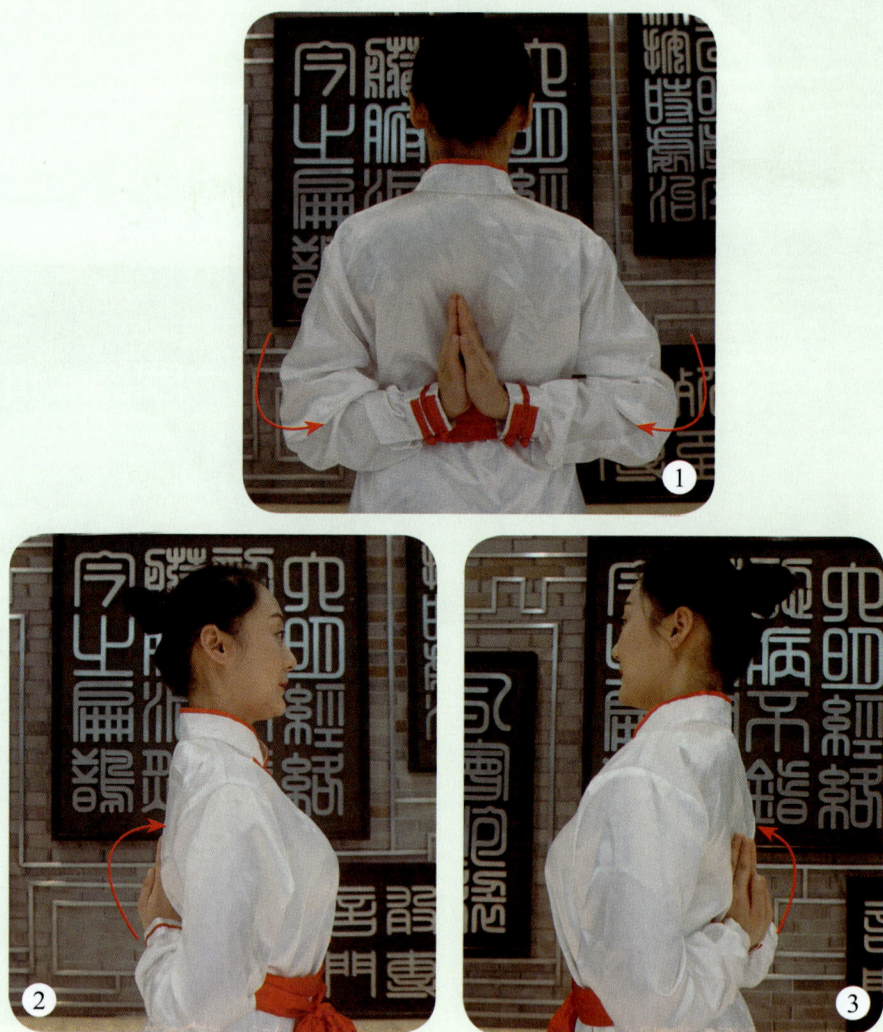

图 5-8　气血功

第九步：盆底功（见图 5-9）

1.两腿分开与肩宽，双手托臀部，左脚向前跨一步，吸气，收缩肛门肌肉 3 秒，同时缓缓下蹲，呼气，缓慢起立，同时放松肛门肌肉 3 秒。还原。

2.两腿分开与肩宽，双手托臀部，右脚向前跨一步，吸气，收缩肛门肌肉 3 秒，同时缓缓下蹲，呼气，缓慢起立，同时放松肛门肌肉 3 秒。还原。

3.如此反复 2 次。

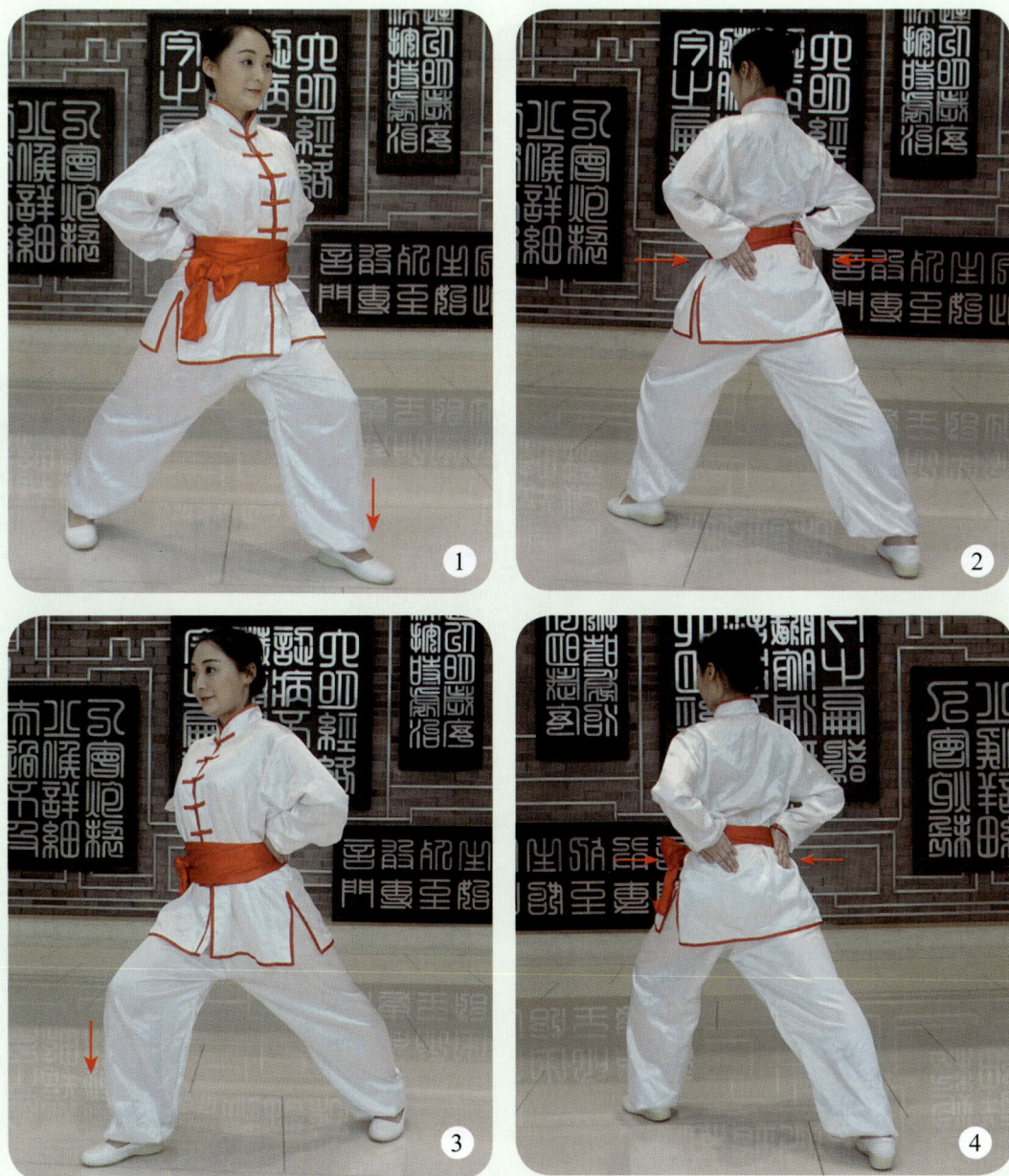

图 5-9　盆底功

第十步：收功（见图 5-10）

1. 站立，调息，双脚与肩同宽，手臂自然下垂于身体两侧，全身放松，同时吸气时收缩肛门肌肉 3 秒，配合意念将气归于丹田，呼气时放松肛门肌肉 3 秒，其间双手上举过头后下按。

2. 最后闭眼放松 3 秒。还原。

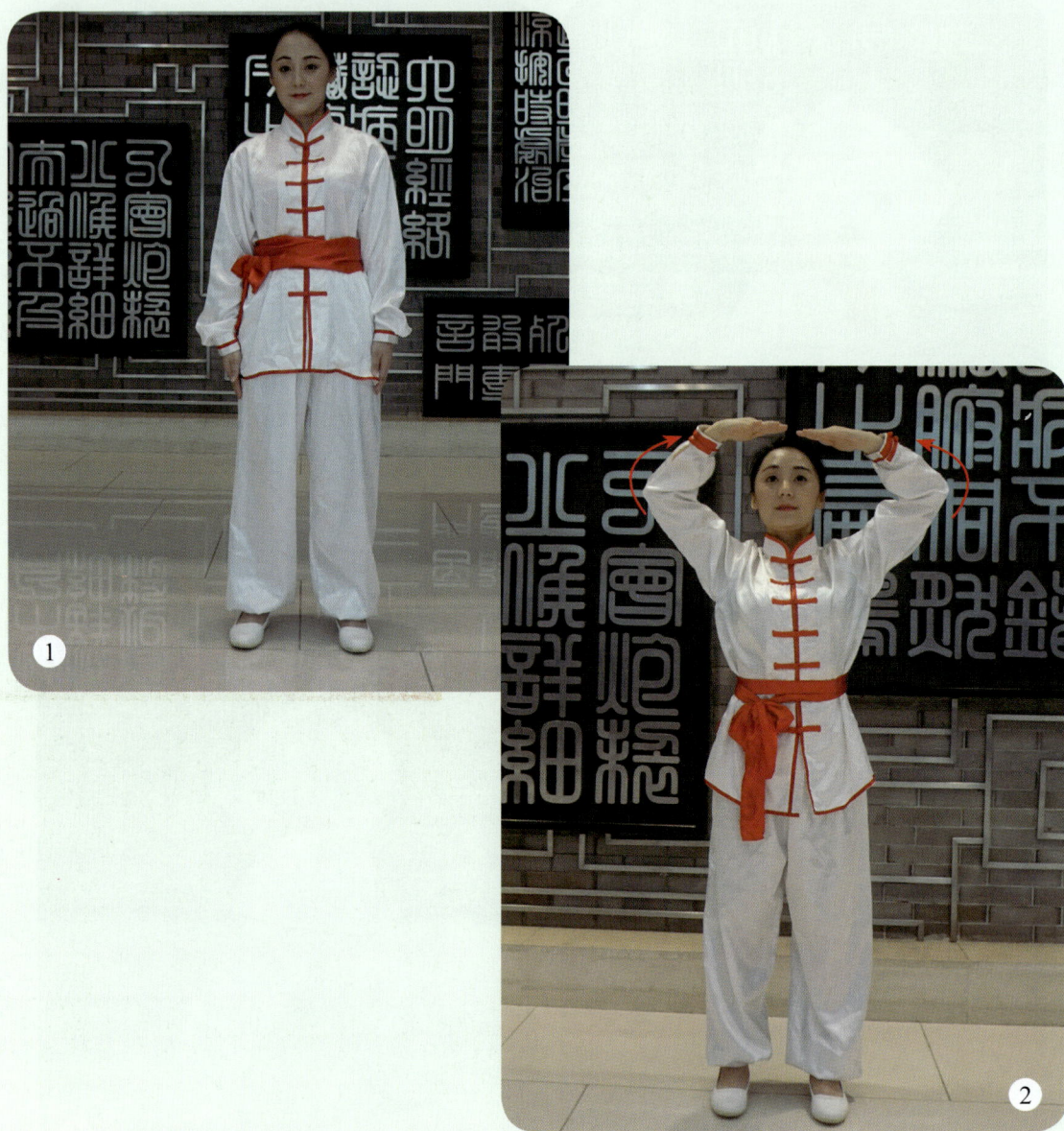

图 5-10　收功（1）

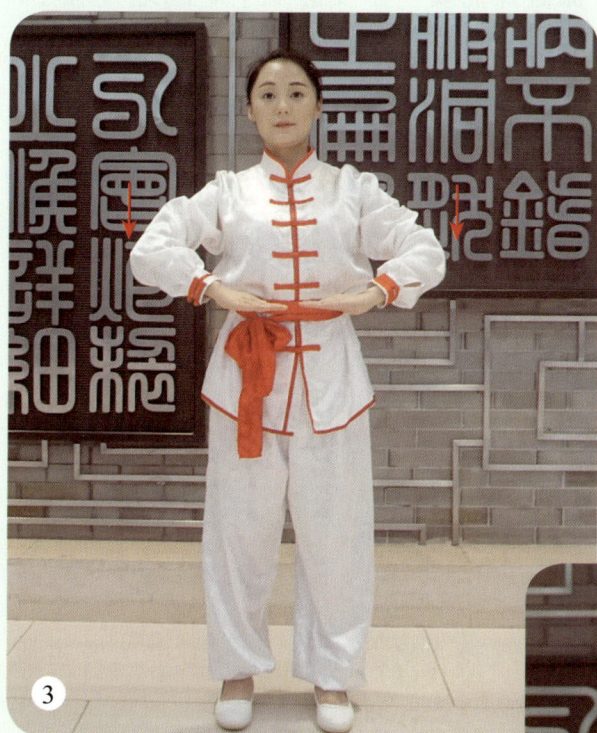

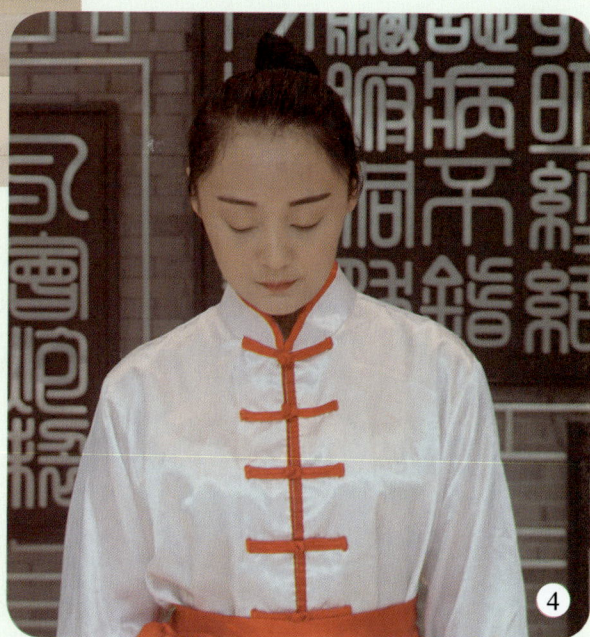

图 5-10　收功（2）

四、注意事项

1. 时间及频次：建议每天坚持进行锻炼 1 ～ 2 次，每次吸气，持续收缩肛门肌肉 3 秒；呼气，放松肛门肌肉 3 秒。

2. 练习情况：温肾保健操需要一个安静及空旷的地方练习，所以在家练习时应注意周边环境的情况，以防跌倒。

3. 不适宜人群

（1）下肢肢体活动障碍者、不能配合者、有出血倾向的患者、严重原发性疾病及精神病患者不能进行此项操作。

（2）若辨证为实证、湿热患者建议咨询专科门诊后再进行练习。

主要参考资料

［1］孙广仁.中医基础理论［M］.北京：中国中医药出版社，2002.

［2］那彦群，叶章群，孙颖浩，等.2014 泌尿外科疾病诊断治疗指南［M］.北京：人民卫生出版社，2014.

［3］素问·阴阳应象大论［M］.北京：人民卫生出版社，2005.

⚛ 健肾养生操

一、简介

中医理论认为肾为先天之本，寓元阴元阳[1]。先天之本是指人立身之本，"人始生，先成精"，而肾藏精，故肾为先天之本。元阴是指阴精，元阳是指元气，元阴、元阳在人的生命活动中——从孕育成形到发育壮大过程中起着决定性作用。护肾既可强身健体、补脑益精，又可达到防老抗衰的作用。健肾养生操通过先摩擦肾俞穴，继而顺十二经脉循行方向拍打身体各部位，最后甩手拍打双肾俞穴、关元穴，能对肾脏起到有效的保健作用，对延缓肾脏疾病有一定的效果。此操共三节，通俗易学，简单易行。

二、养生功效

1. 畅情志： "流水不腐，户枢不蠹"[2]，中医阐释于气[3]：形气亦然，形不动则精不流，精不流则气郁。通过拍打经络及穴位以达到舒畅气机、调畅情志之功效。

2. 利筋骨： 健肾养生操简单易行，动作幅度亦较大，全身诸如腕、肘、肩、颈、腰等多个关节及肌肉群参与运动，持之以恒则有利筋骨之功效。

3. 补肾固本： 关元、肾俞[4]等穴为人体养生保健要穴。其中关元穴具有培元固本、补益下焦之功；肾俞穴主治遗尿、遗精、阳痿、月经不调、白带、水肿、耳鸣、耳聋、腰痛、腰膝酸软等。多穴合用有补肾固本之功效。

4. 调理脏腑： 夫十二经脉者，内属于脏腑，外络于肢节[5]。手之三阴，从脏走手；手之三阳，从手走头；足之三阳，从头走足；足之三阴，从足走腹[6]。通过拍打体表经络及穴位亦可达到调理脏腑之功效。

三、动作要领

第一式：双掌摩腰法（图 6-1）

1. 全身放松，呼吸匀称，精神恬静内守；自然站直双脚稍微分开，双手向前伸直与身体呈 90°，掌心相对相互摩擦至微微发热。

2. 将全身精力集中于肾俞穴，两手掌趁热贴于背部双侧肾俞穴，以肾俞穴为中心双掌上下来回摩擦 10～20 次，使局部有温热感。

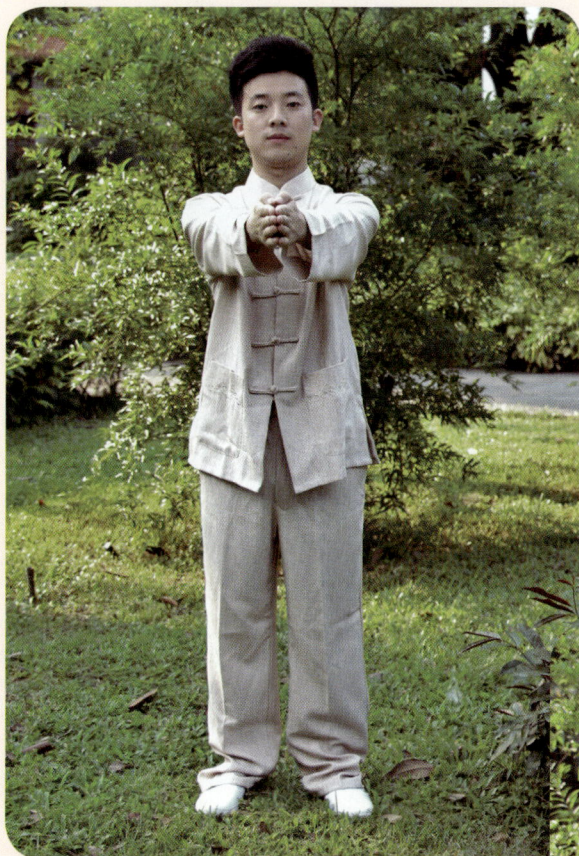

1. 自然站直掌心相对

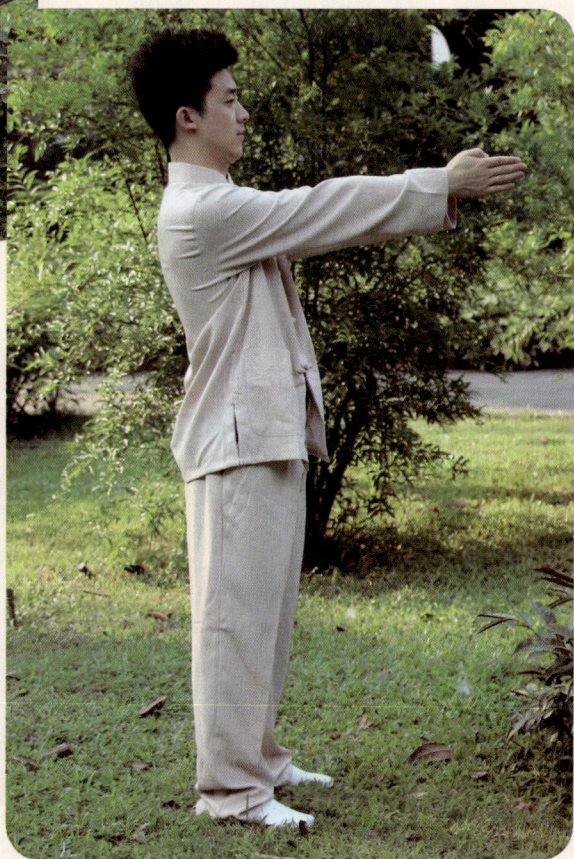

2. 自然站直掌心相对

图 6-1　双掌摩腰法（1）

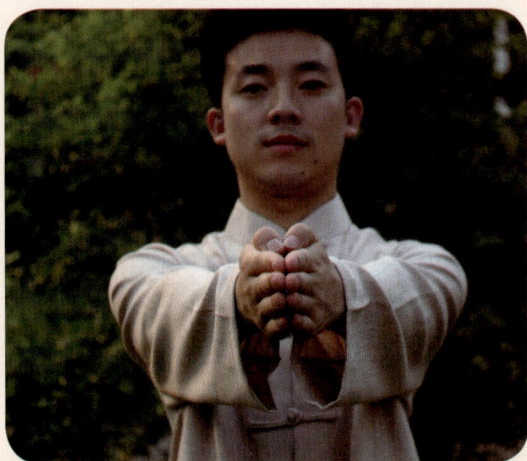

3. 摩擦双手

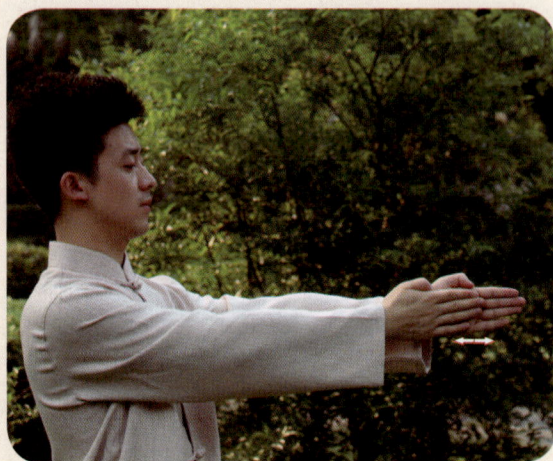

4. 摩擦双手

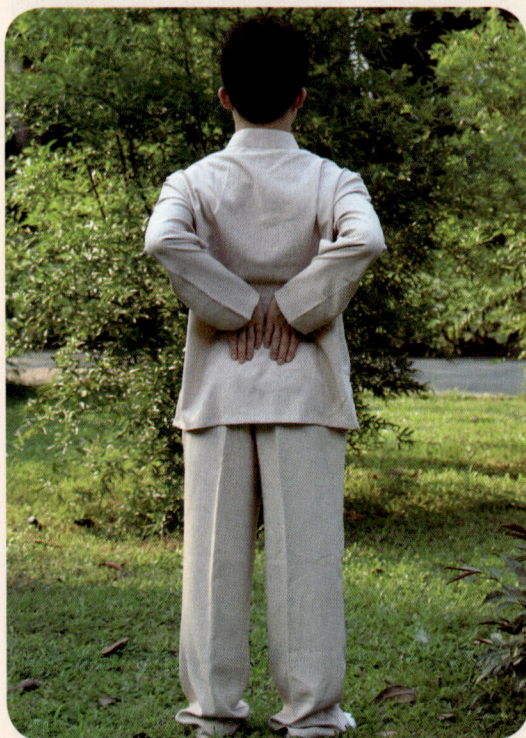

5. 双掌置于肾俞穴

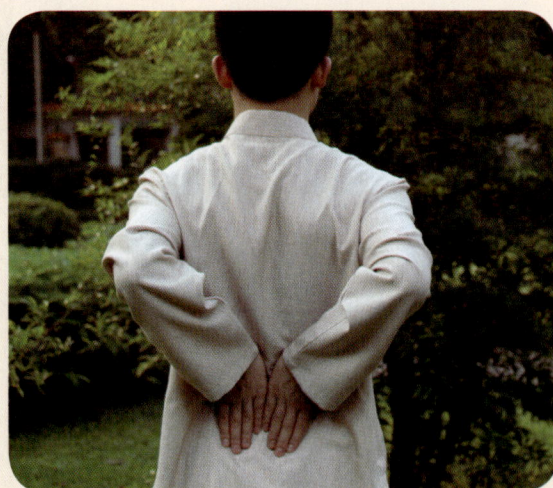

6. 双掌以肾俞穴为中心上下摩擦

图 6-1　双掌摩腰法（2）

第二式：十二经脉循行部位拍打法（图 6-2）

1. 自然站立，双脚分开与肩同宽，左脚向左前方 45 度角方向迈出半步；向前伸出左手，掌心朝上，右手掌呈空杯状以适当的力度自肩部沿手三阴经循行方向拍打左手内侧肢体至手指处；再将左手掌心朝下，右手继续自手背处沿手三阳经循行方向拍打左手外侧至肩部；然后收回左脚，双手自然下垂。按照上述动作要领左右两侧交替，用左手拍打右手臂，拍打结束后恢复自然站立状态。

2. 予空掌置于腰骶部，腰部逐渐向前弯曲，双掌沿足三阳经循行方向自腰骶部拍打双下肢外侧至外踝关节处；双掌继续沿足三阴经循行方向自内踝关节处逐渐拍打至大腿的内侧（腹股沟部），逐渐伸直腰部至自然站立状态。

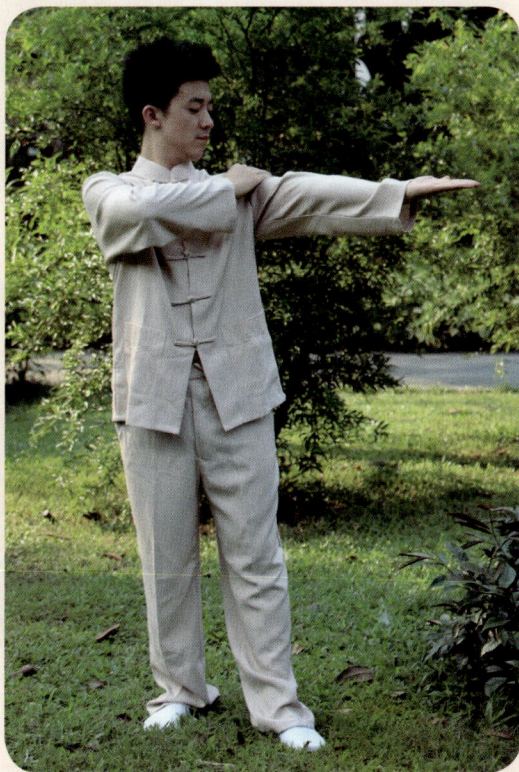

1. 左脚前迈半步，伸左手，掌心向上　　　　　2. 右手呈空杯状

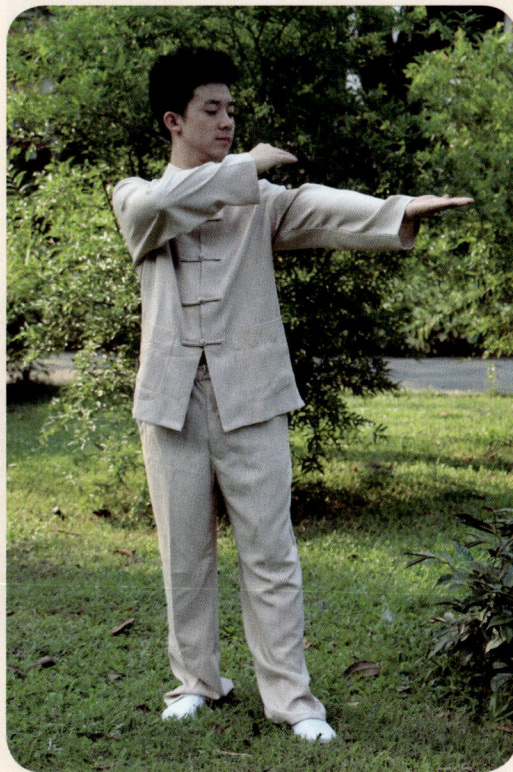

图 6-2　十二经脉循行部位拍打法（1）

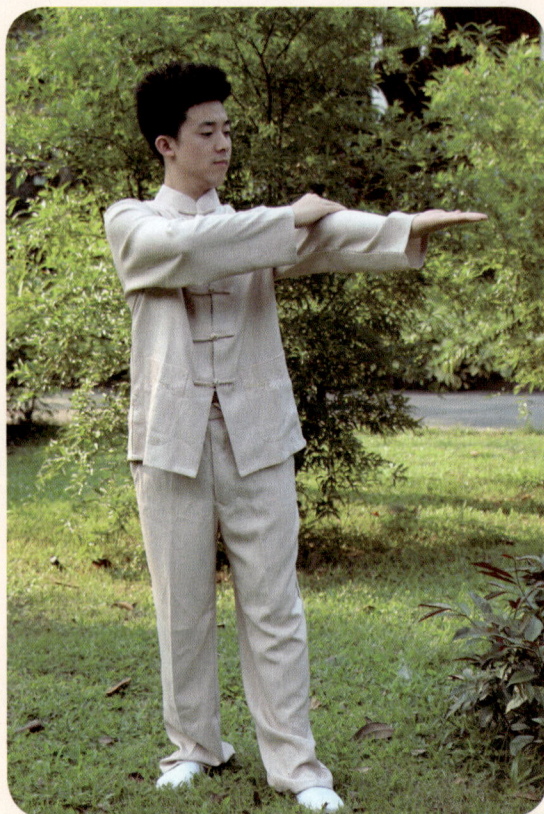

3. 自肩部拍打手内侧

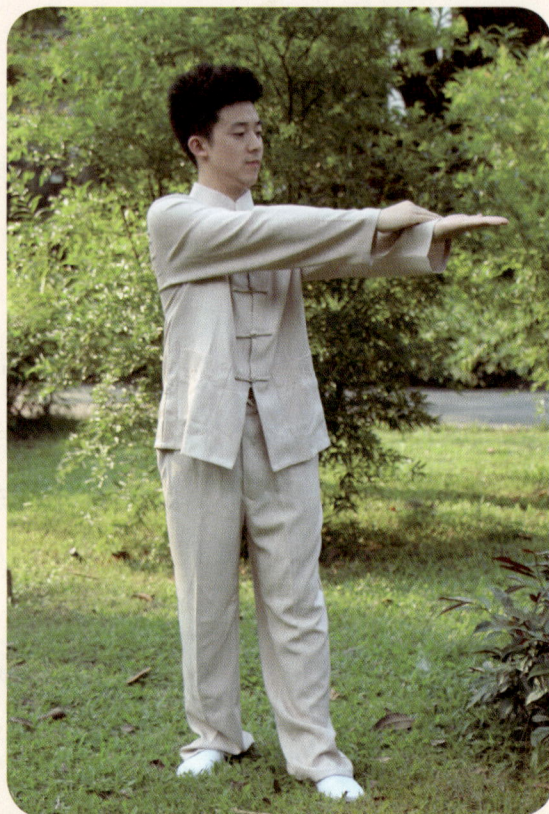

4. 自肩部拍打手内侧至手腕

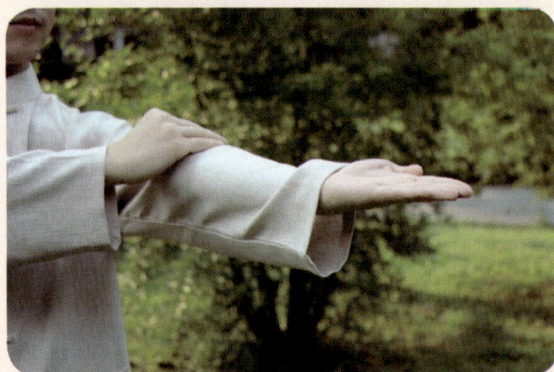

5. 掌心向上拍打手内侧

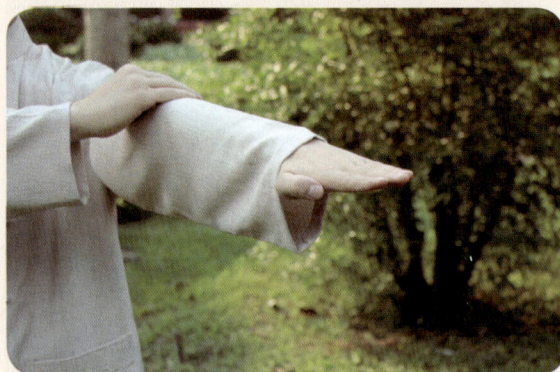

6. 掌心向下拍打手外侧

图 6-2　十二经脉循行部位拍打法（2）

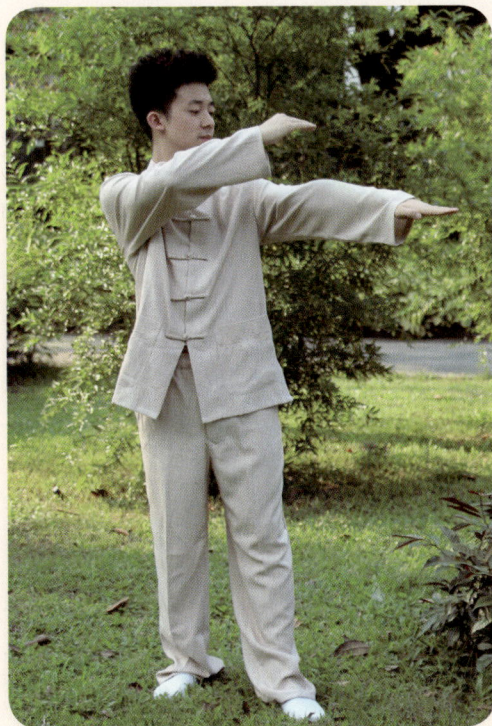

7. 自手腕拍打手外侧至肩

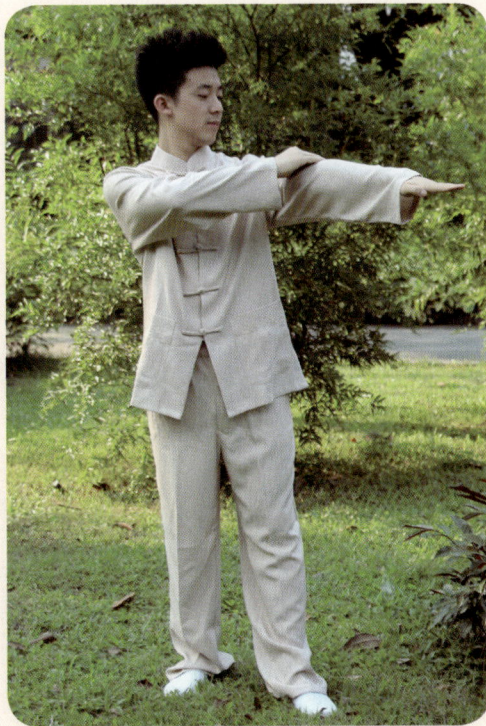

8. 自手腕拍打手外侧至肩

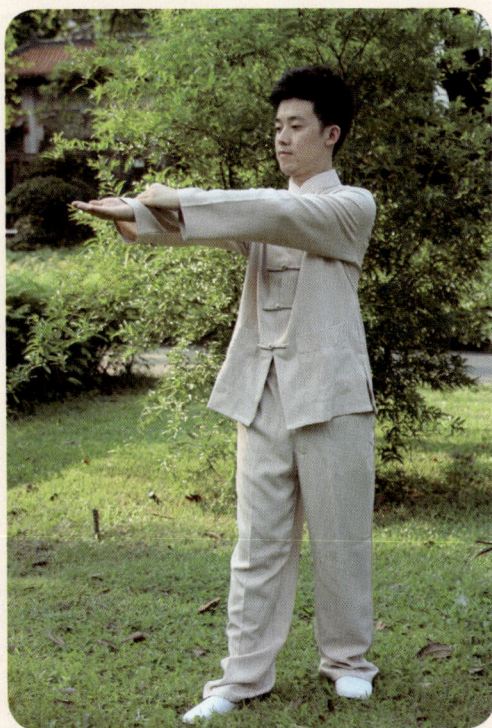

9. 拍打右侧手三阴经

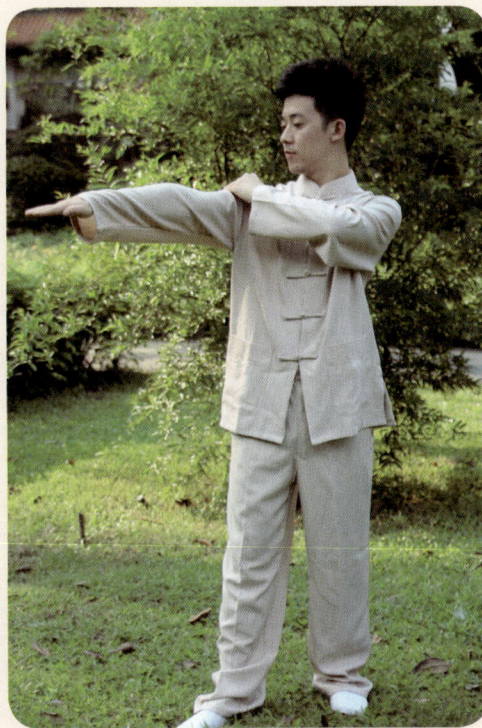

10. 拍打右侧手三阳经

图 6-2　十二经脉循行部位拍打法（3）

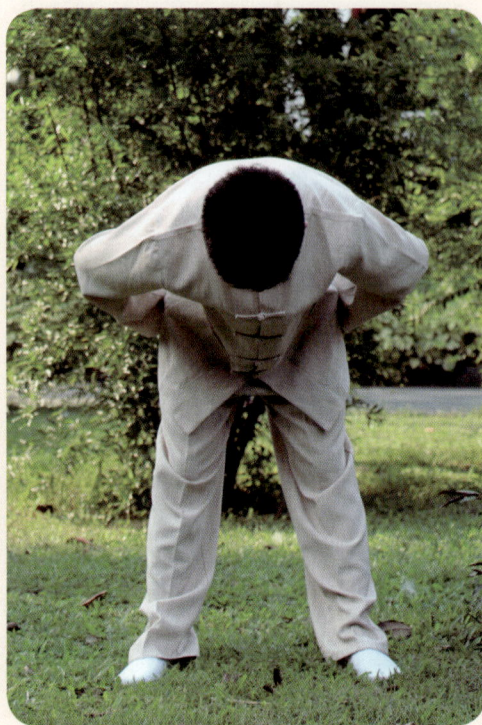

11. 双手置于腰骶部

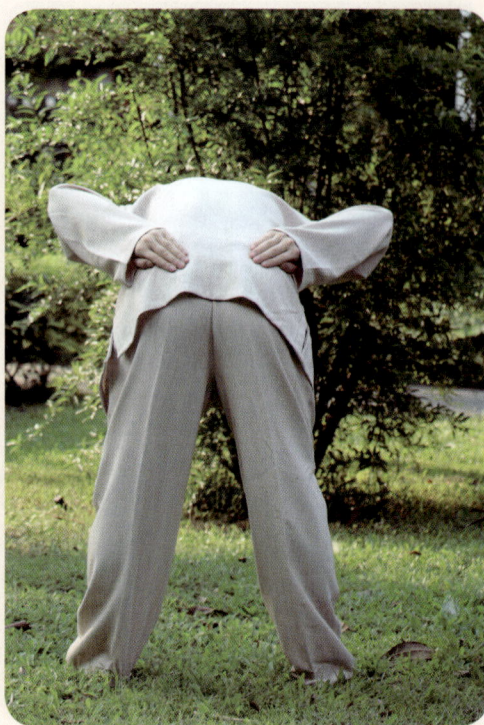

12. 双手置于腰骶部

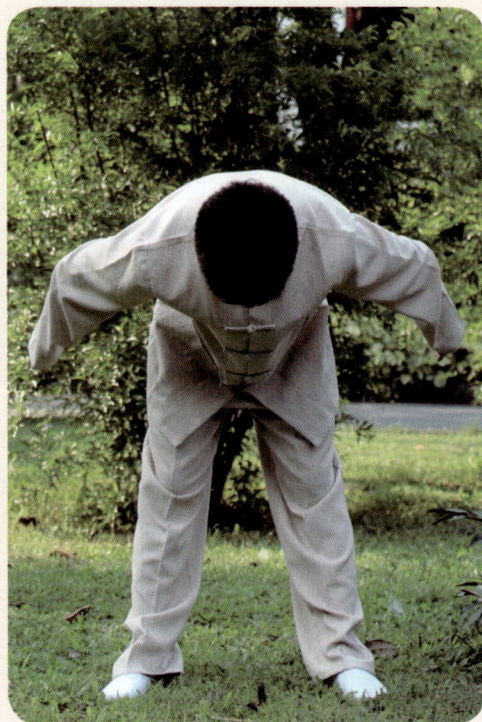

13. 自腰骶部向下拍打下肢外侧

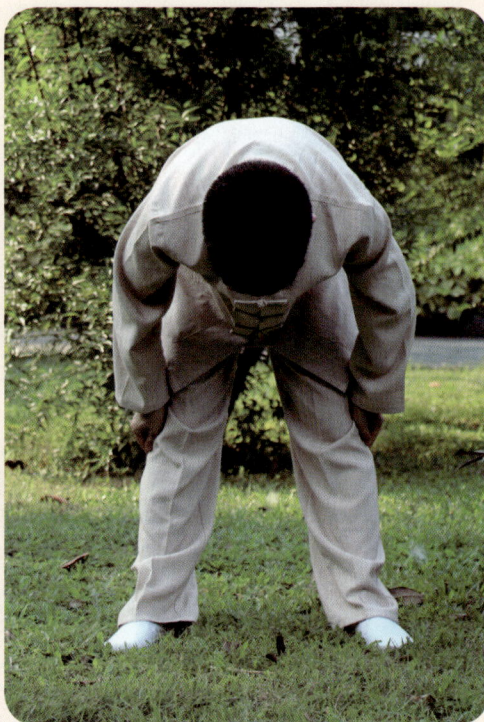

14. 自腰骶部向下拍打下肢外侧

图 6-2　十二经脉循行部位拍打法（4）

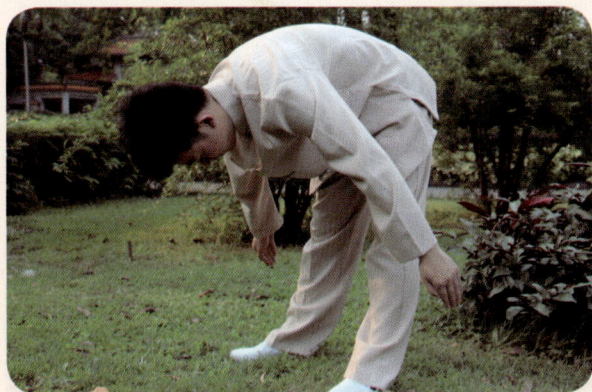

15. 拍打下肢外侧足三阳经

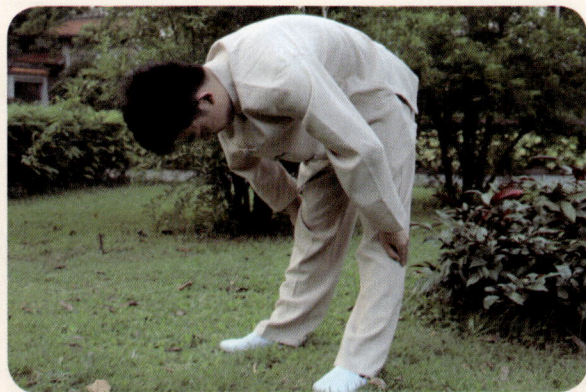

16. 拍打下肢外侧足三阳经

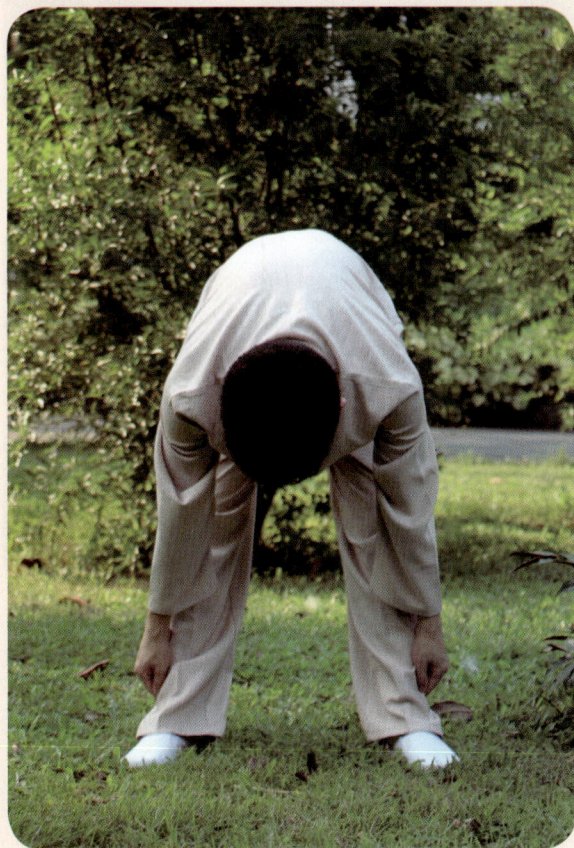

17. 向下拍打至外踝关节

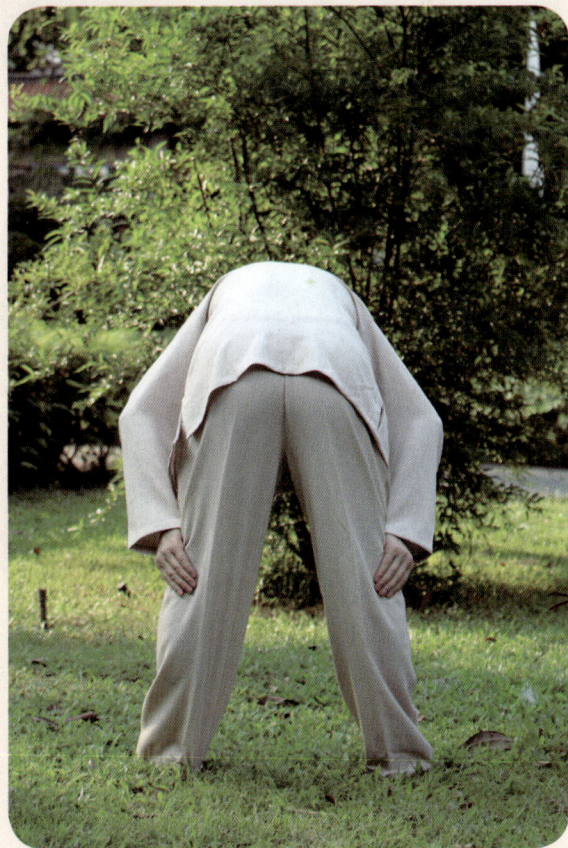

18. 向下拍打至外踝关节

图6-2 十二经脉循行部位拍打法（5）

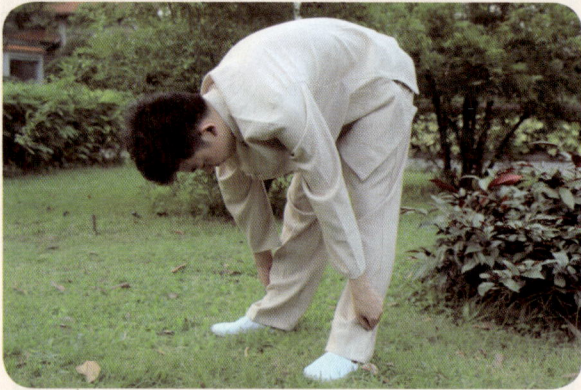

19. 拍打踝关节外侧

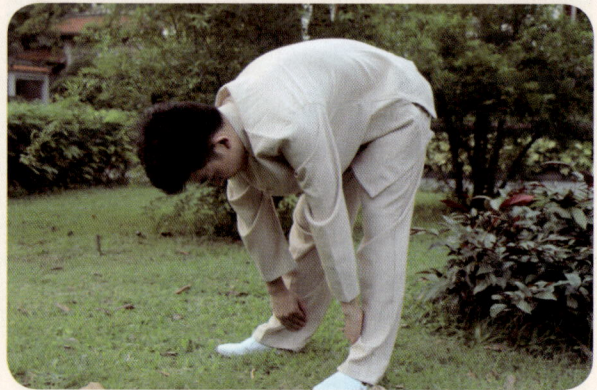

20. 拍打踝关节内侧

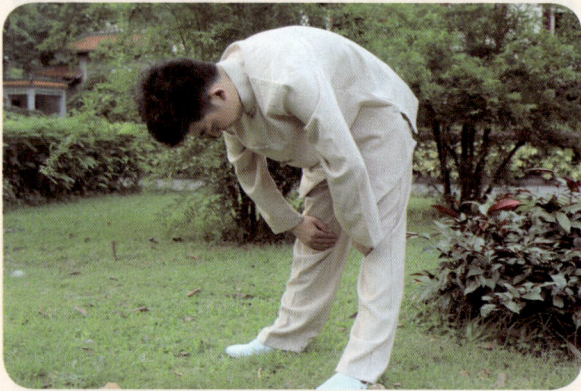

21. 沿足三阴经方向向上拍打下肢内侧

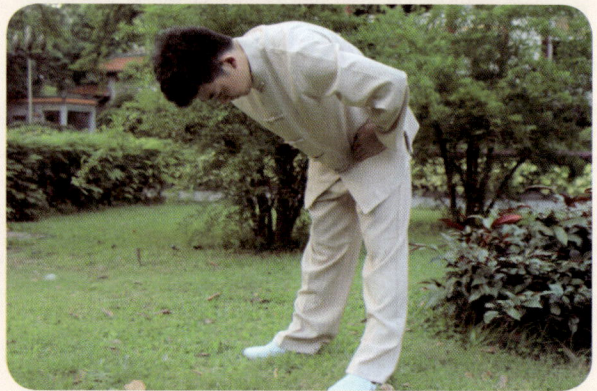

22. 向上拍打下肢内侧至腹股沟

图6-2 十二经脉循行部位拍打法（6）

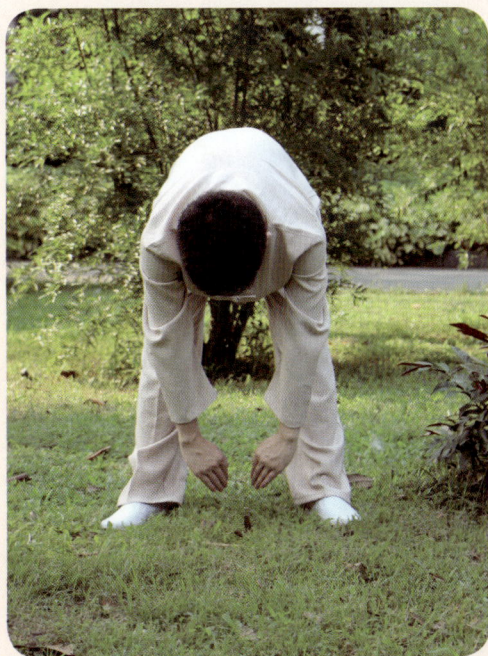

23. 拍打踝关节内侧

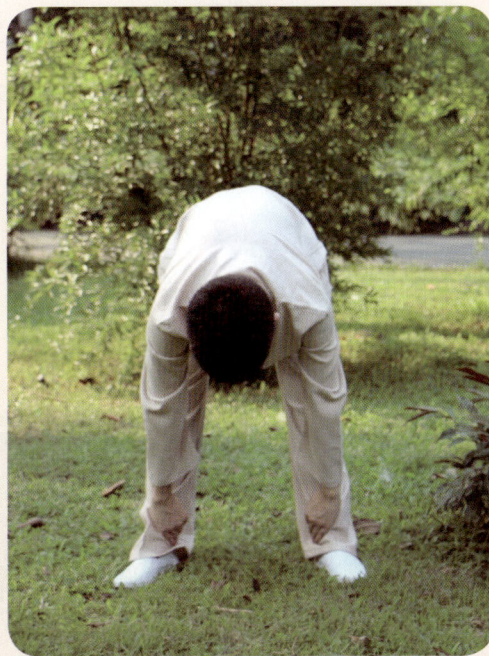

24. 拍打踝关节内侧

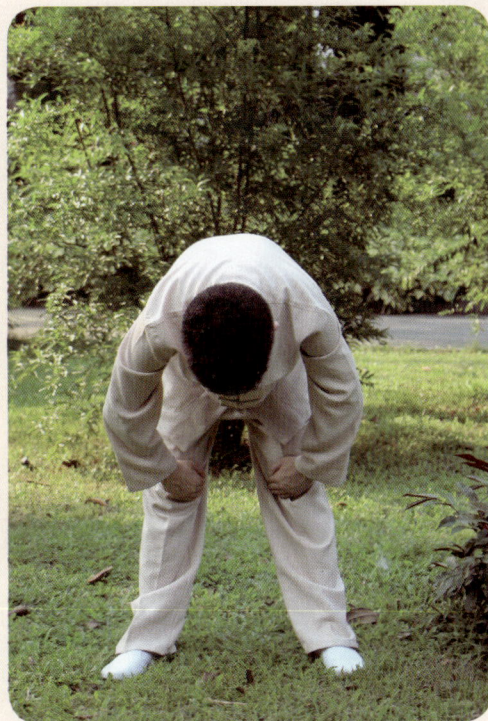

25. 沿足三阴经方向向上拍打下肢内侧

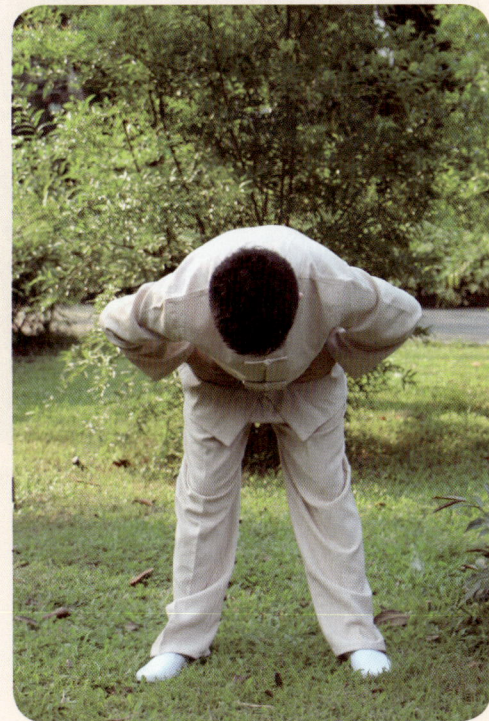

26. 向上拍打下肢内侧至腹股沟

图6-2　十二经脉循行部位拍打法（7）

第三式：甩手拍打法（图6-3）

1.自然站立，双脚分开与肩同宽，双臂下垂右手向前左手向后轻轻甩开，右手顺势拍打肚脐下的关元穴，左手拍打背部右侧的肾俞穴。

2.双手交替，右手甩向后拍打左侧的肾俞穴，左手甩向前拍打关元穴，如此反复拍打50至100次。

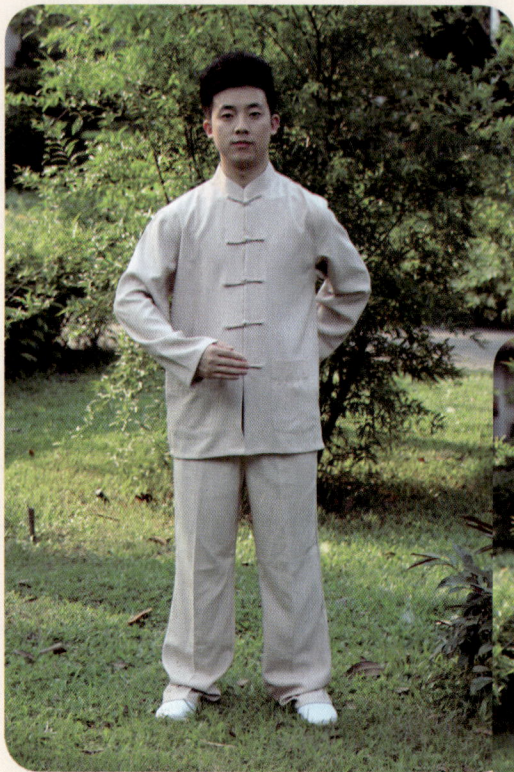

1.右手顺势前甩，左手顺势后甩

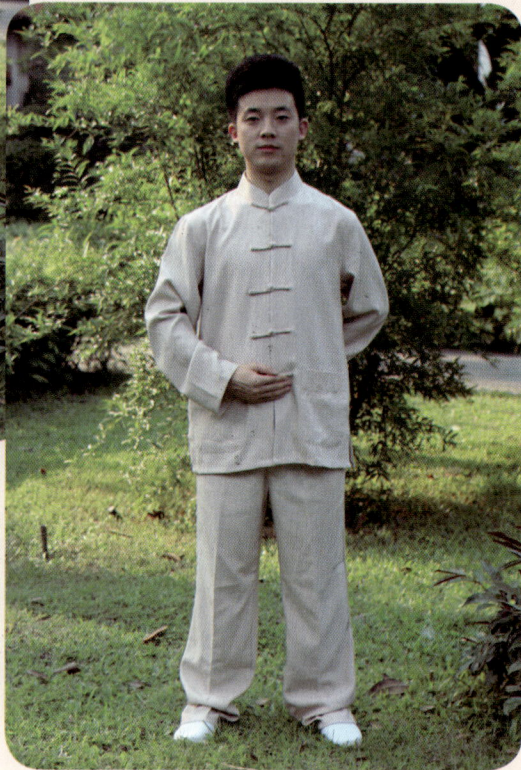

2.右手拍打关元穴

图6-3 甩手拍打法（1）

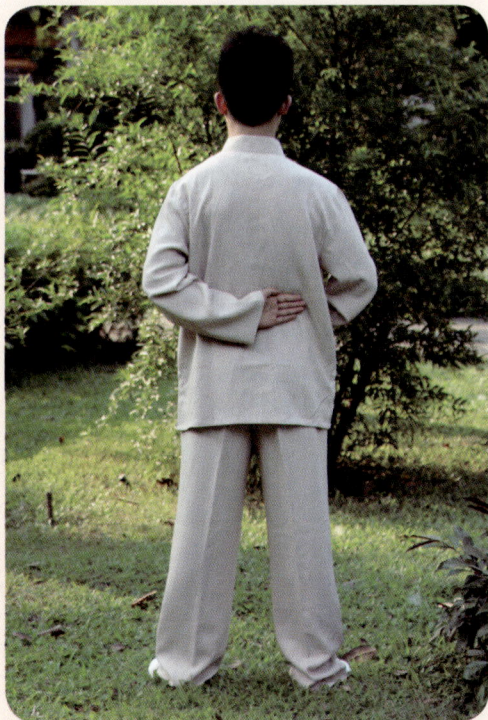

3. 左手拍打命门及对侧肾俞、腰眼穴

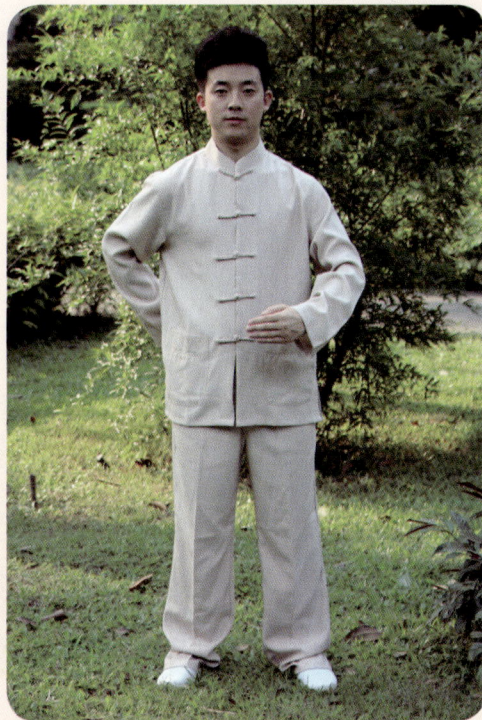

4. 左手顺势前甩，右手顺势后甩

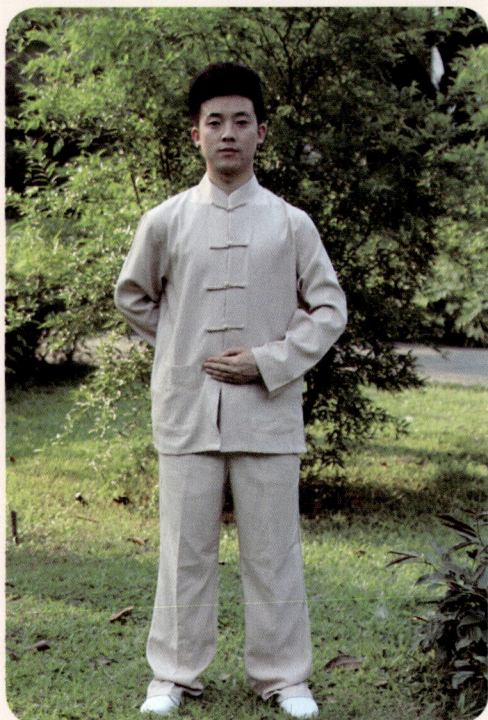

5. 左手拍打关元穴

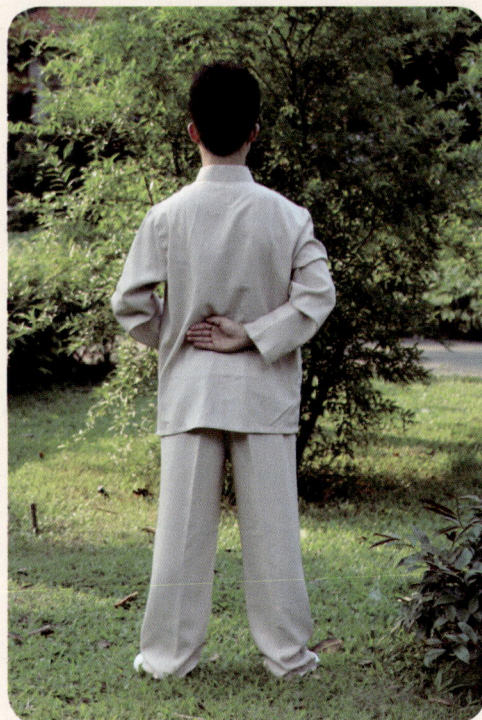

6. 右手拍打命门及对侧肾俞、腰眼穴

图6-3 甩手拍打法（2）

四、注意事项

1. 练习禁忌：肾穿活检术后三个月内禁止练习；腹部手术围手术期患者不宜练习；急性肾脏病患者不宜练习；不明原因血尿不宜练习，练习中若出现不明原因血尿时请及时咨询专科医生。

2. 适宜人群：青年及中老年人；患有慢性肾脏疾病患者。

3. 练习强度：健肾养生操动作较大，应循序渐进，逐步加大运动量。每天可做 2～3 次，每次 5～8 分钟，一般以操后感觉身体舒适，心情舒畅为宜。人体是一个有机的整体，健肾拍打操注重形神合一，主张形动神静，强调形劳而不倦，需持之以恒方能收效。

主要参考资料

［1］张伯臾，董建华，周仲瑛.中医内科学［M］.北京：知音出版社.民国78：669.

［2］李长福，李慧雁.孙思邈养生全书［M］.北京：社会科学文献出版社.2003：414-421.

［3］刘道清，周一谋.中医名言大辞典［M］.郑州：中原农民出版社.1991：439-442.

［4］王钢，邹燕勤，周恩超.邹云翔实用中医肾病学［M］.北京：中国中医药出版社.2013.

［5］李经纬，余瀛鳌，欧永欣，等.中医大辞典［M］.北京：人民卫生出版社.1995：16.

［6］灵枢·逆顺肥瘦第三十八［M］.北京：人民卫生出版社，2005.